U0278393

孤独症大脑

天宝解析孤独症谱系障碍研究新进展

[美]天宝·格兰丁（Temple Grandin）◎ 著
[美]理查德·潘内克（Richard Panek）

燕原 ◎ 译

The Autistic Brain

Thinking Across the Spectrum

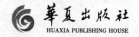

华夏出版社
HUAXIA PUBLISHING HOUSE

北京市版权局著作权合同登记号：图字 01-2014-5577 号

图书在版编目（CIP）数据

孤独症大脑：天宝解析孤独症谱系障碍研究新进展 ／（美）天宝·格兰丁（Temple Grandin），（美）理查德·潘内克（Richard Panek）著；燕原译. --2版. --北京：华夏出版社有限公司，2024.9
书名原文：The Autistic Brain: Thinking Across the Spectrum
ISBN 978-7-5222-0722-3

Ⅰ．①孤… Ⅱ．①天… ②理… ③燕… Ⅲ．①孤独症－研究 Ⅳ．①R749.4

中国国家版本馆 CIP 数据核字（2024）第 111768 号

孤独症大脑：天宝解析孤独症谱系障碍研究新进展

作　　者	［美］天宝·格兰丁　　［美］理查德·潘内克
译　　者	燕　原
责任编辑	张冬爽　李傲男
出版发行	华夏出版社有限公司
经　　销	新华书店
印　　装	三河市少明印务有限公司
版　　次	2024 年 9 月北京第 2 版 2024 年 9 月北京第 1 次印刷
开　　本	880×1230　1/32 开
印　　张	7.75
字　　数	190 千字
定　　价	49.90 元

华夏出版社有限公司　　地址：北京市东直门外香河园北里 4 号
　　　　　　　　　　　　　邮编：100028 网址:www.hxph.com.cn
　　　　　　　　　　　　　电话：（010）64663331（转）
若发现本版图书有印装质量问题，请与我社营销中心联系调换。

致　谢

　　感谢所有让这本书成为可能的人。首先要感谢我的编辑安德烈·舒尔茨（Andrea Schulz）和我的经纪人贝齐·勒纳（Betsy Lerner），他们设计了这本书的主题。理查德·潘内克（Richard Panek）是个极好的合作者，他是位优秀的作家，整理了我的想法，让这本书成型。理查德是语言和模式思维者，他的思维能力正好和我的视觉思维能力互补。我们虽然有不同的思维模式，但合作得很愉快。他的科学知识在写作过程中是无价的。还要感谢本书的编审特蕾西·罗（Tracy Roe），她做的工作远远超出了编审的范围。特蕾西是医学博士，她的加入让这本书更加完美。最后，我想感谢匹兹堡大学的科学家们：沃尔特·施耐德（Walter Scheneider）、南希·明舒（Nancy Minshew）、马琳·贝尔曼（Marlene Berhmann）和安·汉弗莱斯（Ann Humphries），以及卡耐基·梅隆大学的马塞尔·贾斯特（Marcel Just）和犹他大学的贾森·库帕里德（Jason Cooperrider），他们的工作使这本书得以最终完成。

天宝·格兰丁（Temple Grandin）

除了天宝提到的人，我还想感谢我的经纪人亨利·杜诺夫（Henry Dunow），他促成了我和天宝的合作；感谢弗吉尼娅·休斯（Virginia Hughes），她在神经影像学和遗传学上的建议是无价的；还要感谢天宝本人，她是一位能激励人心的合作者，我会怀念我们每周一次的头脑风暴会议。

理查德·潘内克（Richard Panek）

前　言

在这本书里，我将成为你们的向导，带你们去孤独症大脑[①]中做一次旅行。因为我特殊的人生经历，我不仅会分享自己作为孤独症人士的生活经验，而且会通过分析我的大脑扫描研究结果，讲述我从中获得的感悟。在 20 世纪 80 年代后期，核磁共振成像（MRI）设备出现后不久，我就抓住了"到我大脑中去旅行"的机会。MRI 设备在那个年代还很稀有，能亲眼看到自己大脑结构的细节让人很是兴奋。从那以后，每当有新的影像技术出现，我都会争取成为最先参与实验的人。对我脑部的大量扫描研究结果，解释了我儿童期出现的语言发育迟缓、恐惧型攻击行为和面部识别困难可能的原因。

目前，孤独症和其他发育障碍还需要通过《精神障碍诊断与统计手册》（以下简称 DSM）[②]提供的行为观察体系诊断。这个标

---

① 译注：本书中，"孤独症大脑"可以是"孤独症谱系人士的大脑"的简称，并不代表我们把不同的大脑做了分类。

② 译注：《精神障碍诊断与统计手册》（*Diagnostic and Statistical Manual of Mental Disorders, DSM*）由美国精神医学学会（American Psychiatric Association, APA）编辑出版，是比较权威的诊断精神障碍的指导手册，自 1952 年第一版出版以来，经过了多次修订，2013 年出版了第五版，2022 年出版了第五版修订版。

准非常模糊，不像诊断咽喉炎那么明确，而且孤独症的诊断标准在 DSM 的每一版中都有所变化。我经常提醒父母、教师和治疗师们，不要被诊断标签所束缚，因为标签本身是不准确的。我再次请求大家，不要让任何孩子或成人被 DSM 标签所定义。

孤独症的遗传学研究极为复杂。很多遗传代码的微小变异在控制大脑发育过程中起作用。在一个孤独症孩子身上发现的遗传变化，在另一个孤独症孩子身上往往没有发现。我将在第三章讲述这方面的研究近况。

针对孤独症人群的社交沟通障碍和面部识别困难等问题已经取得几百项研究成果，但感觉问题的研究一直处于被忽略的状态。对一部分人来说，感觉问题比较轻微，但对某些人来说，感觉反应过度问题非常严重。感觉问题使得孤独症谱系中的一部分人无法参与普通的日常生活，很难获得工作。这是为什么我一直认为孤独症领域研究的首要问题是进行准确的诊断，以及提高对感觉问题的处理能力。

孤独症和其他发育障碍都可以看成从正常到异常的连续谱系。对于孤独症谱系障碍人士来说，个体如果有过多的孤独症特征，就会表现出严重的残疾，但拥有某些特征也许会带来优势。如果所有的大脑遗传导致的障碍都被消灭，人们可能会更快乐，但社会也许会为此付出难以承受的代价。

在 1995 年写《用图像思考：与孤独症共生》[①]的时候，我错误地认为孤独症谱系的每个人都像我一样用图像思考。当我接触

---

① 编注：《用图像思考：与孤独症共生》（*Thinking in Pictures: My Life with Autism*）中文简体版由华夏出版社于 2014 年出版。

了更多的人，了解他们如何处理信息的时候，我才发现自己错了。最终我总结出三种思维模式的假说，而且我欣喜地发现一些研究结果能证实我的猜测。了解你是什么类型的思维者可以帮助你理解你的不足，当然也会帮助你发挥优势。

　　我出生的那个年代和今天相比截然不同。那时候医生会把有重度孤独症的孩子从父母身边带走，送入精神病机构安置，而现在我们尽力让他们在社会中过上更完整的生活。你将在第八章中看到，如何帮助他们从事力所能及且有意义的工作。这本书会告诉你我曾经走过的每一步。

天宝·格兰丁

Contents

|目录

第一部分

孤独症大脑

第一章　孤独症的含义

出生在 1947 年对我来说很幸运。如果我晚生 10 年，身为孤独症人士的一生就会完全不同。在 1947 年，对孤独症进行诊断只开始了 4 个年头，几乎没有多少人知道什么是孤独症。当我妈妈发现了我在 2 岁多表现出的一些奇怪行为，比如破坏性行为、不会说话、对身体触碰敏感、着迷于旋转物体等，她马上带我去看了精神科医生。

布龙森·克罗德斯（Bronson Crothers）医生从 1920 年波士顿儿童医院成立精神科以来就是那里的主任。克罗德斯医生为我安排的第一项检查是脑电图，以确保我不存在癫痫小发作问题；之后他检查了我的听力，确保我不耳聋。他对我妈妈说："嗯，这位小姑娘还真有点奇怪呢。"克罗德斯医生一直跟踪我的发育状况，当我开始发展出一些语言，克罗德斯医生改变了他的判断："这位小姑娘很奇怪，但她能学会说话。"最终他给我的诊断是：脑损伤（Brain Damage）。

克罗德斯医生向我们推荐了一位言语治疗师，这位治疗师在自家地下室办了个训练班。对于"脑损伤"这个诊断，我想覆盖面应当很广，患有唐氏综合征或其他障碍的孩子也会符合这个诊断。虽然我没有耳聋，但我的听力还是有问题，比如在识别

"Cup"（杯子）中"/k/"的发音上。如果大人们讲话特别快，我就只能听清元音，以至于我曾经认为大人们有一套自己的特殊语言。这位言语治疗师会刻意很慢地说话，以帮助我听清楚那些不容易分辨的辅音。我最终学会了在说"Cup"时发出"/k/"的音。她及时奖励了我，正符合现在行为治疗师使用的正强化策略。

妈妈还请了一位保姆照顾我和妹妹，我们三人经常在一起玩需要等待和轮换的游戏。这位保姆的教育方法也和现在行为治疗师的干预策略类似，她确保我们在游戏中都能遵守轮换规则。另外，在一日三餐中，我被教育要遵守餐桌礼仪，不能拿叉子绕着头转圈。而一天中我唯一不受打扰可以沉浸在独处时光里的是午饭后的一个小时，其他时间我都必须在一个不能转动物体、不能转圈的世界里生活。

我妈妈做的事情非常了不起，她采用的教育方法和今天孤独症领域的标准训练方法很相似。虽然今天孤独症领域的训练方法有很多名称，每个治疗师的做法也不相同，不过每个训练计划的核心（包括我小时候经历的"地下室训练班"，以及保姆设计的轮换和等待的游戏）都需要大人介入孩子的世界，和孩子互动，每周互动至少达到 20~40 个小时。

不过妈妈做出这样的选择是根据"脑损伤"的诊断。在 10 年后，精神科医生很可能给出一个完全不同的诊断。他很可能在检查了我的行为之后告诉我妈妈，"这是类似精神分裂的心理问题"，然后把我送到精神病院安置。

虽然这些年我写了大量关于孤独症的书籍和文章，但我从来没有真正写过关于孤独症诊断的内容。孤独症的诊断不像脑膜炎、肺癌或咽喉炎的诊断，它不需要实验室，虽然研究人员一直在努力发展更客观的诊断方法（我在后面会提到）。孤独症的诊断像很多其他精神障碍一样，比如抑郁症和强迫症，是医生通过行为观察和行为评估做出的。观察和评估的过程是主观的，因为行为因人而异，诊断过程会让人感觉非常困惑。这一套模糊的诊断标准随着时间的变化还一直在改变，而且在今后一段时间内依然会改变。

孤独症的诊断历史可以追溯到 1943 年，一位来自约翰·霍普金斯大学的医生，儿童精神疾病领域的先驱者之一——利奥·凯纳（Leo Kanner）发表的一篇文章。他之前收到一位忧心忡忡的父亲奥利弗·崔普利特（Oliver Triplett）的来信，这位父亲是密西西比州森林市的一位律师。在长达 33 页的信中，崔普利特详细描述了他儿子唐纳德（Donald）从出生到 5 岁的生活细节。他写到，唐纳德从来没有表现出需要和妈妈在一起的愿望，也完全无视周围所有人；他经常发脾气，被叫名字时经常不回应，着迷于不停地转各种东西。在所有他的发育问题之外，唐纳德还表现出了不寻常的天分，比如他 2 岁时就可以背诵 23 首诗，还可以一字不差地背诵问答手册中的 25 个问题和答案，他喜欢倒背字母表，音准完美。①

奥利弗和他的妻子玛丽带着儿子从密西西比州到马里兰州求诊于凯纳医生。之后的几年内，凯纳医生发现还有一些孩子和唐纳德的特征类似。这是一种疾病的症状吗？凯纳医生开始思考，

---

① 编注：有关唐纳德·崔普利特的更多故事参见《大西洋月刊》（*The Atlantic*）2010 年 10 月刊发的《孤独症第一人》（Autism's First Child）。唐纳德于 2023 年逝世，享年 89 岁。

这些孩子是患有同样的综合征吗？在 1943 年，凯纳医生在《紧张不安的儿童》(*Nervous Child*) 杂志上发表了一篇论文：《孤独性情感交往障碍》(*Autistic Disturbances of Affective Contact*)。论文中展示了 11 位儿童的案例，凯纳医生认为他们患有同一种综合征，也就是我们现在称为孤独症的病症：需要独处，不喜欢变化。他们需要独自一人待在一个永不改变的世界里。

从一开始，医学领域的专家们就不知道如何解释孤独症。这些行为的根源是生理上的，还是心理上的？孤独症是先天形成的，还是后天影响出来的？孤独症是自然的结果，还是养育的结果？

凯纳医生最初倾向于生物学根源的解释，至少在他 1943 年的论文中，他注明孤独症行为会发生在儿童早期。在论文的最后一段，他写道："我们必须假设这些孩子从一出生就带有一些先天的缺陷，无法形成正常的、生理意义上的与人的情感联系，正如有些孩子天生就带有身体或智力缺陷一样。"

但是，凯纳医生观察到的一些现象也令他困惑，他说："（我们）需要面对这个难以评价的事实，所有这些孩子的父母都是高智商群体，而且他们的性格都显得过于完美主义。"——想想奥利弗·崔普利特写了 33 页的详细描述——"他们历经数年记录得非常详细的日记和报告，对细节的记忆，让幼儿背诵问答手册中的 25 个问题和答案，唱 37 首儿歌，或者分辨 18 首交响乐，这些都充分表现了他们这些家长的强迫性教育倾向。"

凯纳医生还说："还有一个事实让人无法忽略，这些孩子的父母都显得冷漠、不热情。我们的常识告诉我们，如果父母、祖父母或其他亲属是极端抽象科学思维者，或者在文学与艺术方面有天赋，他们往往天生对人际关系不那么热衷。"

　　凯纳医生最初的这些观察结论并没有给孤独症孩子的父母带来伤害。在他早期的孤独症研究中，凯纳医生既没有猜测孤独症的根源，也没有得出因为父母的表现而导致孩子患有孤独症的结论。他反而注明由于这些父母之间的相似度，以及父母和孩子来自同一个基因库，这些行为的出现可能归于同样的生物学根源。

　　但是1949年，在他后续的一篇论文中，凯纳医生改变了他的关注点，开始探索孤独症的心理学根源。在一篇10页半的论文中，凯纳医生用了5页半的文字描述这些孩子的父母不同于常人的养育行为。11年之后，在面对《时代周刊》的采访中，凯纳医生说："孤独症孩子是一对情感冷酷的夫妻恰恰解冻到有热情生个孩子的时刻的机缘产物。"因为凯纳医生在孤独症领域是先驱和首席专家，他的这种态度大大影响了医学家们如何看待孤独症，这种影响长达至少四分之一个世纪。

　　在晚年，凯纳医生认为他被大众误解了，他解释说自己从来没有认为孤独症来自父母养育的错误。他还抱怨批评家们忽略了他第一篇论文中对生物学根源的解释，何况他本人并不是弗洛伊德精神分析理论的支持者。他在1941年出版的一本书中写道："如果你想要盲目崇拜'大神'，折服于他自信满满的解释，那完全没有什么根据。"

　　但是，凯纳医生脱不开那个时代的影响，那个时代正好是精神分析理论在美国流行的年代。当凯纳医生在思考孤独症根源的时候，他可能一开始认为生物学根源具有可能性，但也不免会去寻找心理学方面的因素。而在他推测什么人可能会对儿童幼年的心理造成伤害的时候，他是围绕着精神分析理论里最常见的怀疑对象：父母（特别是母亲）。

凯纳医生对孤独症根源的推测过程还可能因为以下事实被复杂化：经历不良养育的孩子和孤独症孩子具有类似的行为特征。他们可能很容易发脾气，不愿意安静地好好坐着，不分享他们的玩具，不停地打断大人的交谈。那时候人们还不知道孤独症孩子看上去粗鲁，其实是因为他们看不出社交线索。哪怕在今天，如果你从来没有深入研究过孤独症儿童的行为，你很可能还会下结论说这些孩子的父母是造成这些行为的根源，而不是孩子本身的问题。

不过凯纳医生的最大错误是假设了如果不良教养会导致不良行为，那么所有不良行为的产生原因只能是不良教养。他假设3岁孩子背出历史上所有美国总统和副总统的名字的能力一定源于极端的外界教育，他假设一个孩子的精神隔阂或者破坏性行为一定源于父母的情感忽视。

事实上，凯纳医生把因果关系颠倒了。这些孩子并不是因为父母的情感忽视而产生了精神隔阂和破坏性行为，而是这些孩子的行为特征导致他们和父母渐渐产生了情感上的距离。比如我的妈妈就是这样。当我没有回应她的拥抱时，她写道："我当时想，如果天宝不需要我，那我就保持距离吧。"当然我也不是不需要妈妈，而是拥抱带来的感觉刺激让我的神经系统信息超负荷。（当然在那个年代，还没有人知道什么是感觉超负荷。我会在第四章谈到这个问题。）

凯纳医生错误的逻辑关系在布鲁诺·贝特尔海姆（Bruno

Bettelheim）那里"发扬光大"了。贝特尔海姆是非常有社会影响力的芝加哥一所困难儿童养育学校的校长。1967年，他出版了一本书——《空洞城堡：孤独症幼儿和他们自我的诞生》（*The Empty Fortress: Infantile Autism and the Birth of the Self*），令凯纳医生的"冰箱母亲"理论为大众所知。贝特尔海姆像凯纳医生一样，认为孤独症可能存在生物学根源；也像凯纳医生一样，对孤独症根源的思考主要围绕着精神分析理论。贝特尔海姆认为孤独症儿童的行为特征不是生理上预设好的，生物学因素只能影响一个人的体质，决定了这个人易患孤独症，也就是说孤独症是潜伏的，直到父母的不当教养激发了这些特征，赋予它们生命力。①

如果当年我妈妈没有带我去看精神科医生，让我获得脑损伤的诊断，她很可能最终会被贴上"冰箱母亲"这个耻辱性的标签。我出生的时候她才19岁，我是她的第一个孩子。和大多数年轻的新妈妈一样，她在面对孩子大量的不当行为时不知所措。我妈妈当时的第一反应也是自己肯定做错了什么，但克罗德斯医生帮助她缓解了焦虑。在我上二年级或三年级的时候，我妈妈还接受了凯纳式的心理治疗，因为有个医生告诉她我出现异常行为的原因是我受到了"心理伤害"，我从小就被"心理伤害"影响，这种伤害一直积累着，直到我的行为能被辨识出来，我是注定要生活在

---

① 原注：贝特尔海姆于1990年去世，之后的10年中，他的信誉彻底瓦解。各种证据表明他伪造学历，剽窃文章，进行粗制滥造的研究，没有医生资质，但最严重的指控是他在学校中对学生进行身体上和精神上的虐待。资料来源：Richard Pollak, *The Creation of Dr. B: A Biography of Bruno Bettelheim* [M]. New York: Simon & Schuster, 1997.

与世隔离的小天地中的。

但我妈妈一直相信问题并不源于心理伤害。依据精神分析理论，要想解决问题就要寻找产生这种障碍的心理根源，然后去除。而我妈妈的想法是她没有办法对我行为的根源做任何事，所以她只聚焦在行为本身。在这个大方向上，我妈妈是领先于时代的，那些儿童精神科医生们落后了她几十年。

人们总问我是什么时候知道自己有孤独症的，在我的一生中，好像并没有过那个时刻。在 20 世纪 50 年代早期，孤独症的概念和现在大不相同。儿童精神病学的研究像我一样，还处于"儿童阶段"，孤独症还没有被纳入 DSM 中。事实上，那时候他们刚刚在策划 DSM 的第一版。1952 年 DSM-I 出版，那时我刚 5 岁。在 DSM-I 上，"孤独症"这个名词可能只出现过一次，是用来描述精神分裂症的。在儿童型精神分裂表现的条目下，有个参考项是"儿童型精神分裂主要表现为孤独症"，而整个手册中没有解释什么是孤独症。

我妈妈记得在她带我四处求医的时候，曾经有些医生提到过我有"孤独症倾向"，但我自己从来没听过任何人告诉我"孤独症"这个词。一直到我 20 多岁，我在看书时看到了这个词，那时候我想：嗯，这就是在说我这种与众不同的人。尽管这样，我还是不知道孤独症行为是什么，也无法说清为什么我很难交到朋友。

一直到我 30 岁出头，在伊利诺伊大学厄巴纳 - 香槟分校读博士的时候去看心理医生，我还不知道孤独症在我生活中扮演的角色。我读研究生的时候有一门统计学必修课，让我非常绝望。我问老师可不可以不在教室上大课，而是让助教私下辅导我学习。

我被告知，如果想得到特殊教育服务的话，必须有心理医生开的证明，所以在 1982 年 12 月 17 日和 22 日，我约见了心理医生，进行了一系列标准化测试。今天，当我翻出那些原始医疗资料查看分数的时候，结论很明显：做测试的这个人有孤独症。

在其中一项分测试上我的能力被标注为二年级水平：听其他人用一秒一个音节的速度发音，然后辨别出他说的单词。在另一项分测试上我的能力也被标注为二年级水平：在随机用一些符号替换一些常用名词的前提下试着理解一些句子，比如用一个旗子的符号代表"马"。

我想，嗯，**显然我在这些测试上表现得不好**。测试人员要求我在脑子里同时记忆一串刚学到的概念，比如旗子代表"马"，三角代表"船"，方块代表"教堂"。等一下——你说旗子代表什么来着？测试人员还让我记忆三秒钟之前他开始说的音节"mod"，两秒钟之前说的音节"er"，一秒钟之前说的音节"a"，刚刚又说的音节"tion"。等一下——你三秒钟前说的是什么来着？我的成功可能部分要归功于我很差的短时记忆。和很多孤独症人士一样，我的短时记忆不好。我对测试结果不感到意外。

在另一些测试上我的分数极佳，比如同义词和反义词，因为我可以把这些词和我脑海里的图像数据库联系起来。如果做测试的心理学家说"停"，我就会看到一个"停"的图像。如果他说"走"，我就会看到一个"绿灯"的图像。不过我看到的并不是一个抽象的"停"和"绿灯"，而是原来见过的非常具体的某个"停"和"绿灯"的图像。我脑子里有大量这样的图像记忆，甚至包括我在墨西哥海关看到的"停"和"走"的图像：如果他们决定不用检查你的行李，绿灯就亮了。那个场景发生在 10 年前，而我对那个"绿灯"图像还记得一清二楚。

对这些测试结果我也不感到意外。从我的生活经验来说，每个人多多少少都用图像思考，我只不过在这方面比绝大多数人都要表现得突出一些，我已经知道这点了，不需要一系列测试结果告诉我。到了我生命的这个时间段，多年来我已经画了不少的工程图，我曾经很多次一边画图一边想：**不可思议啊，我居然完成了！**我从来没有想过：我能画出这张图，是因为我在场地上仔细观察过，把所有的细节都印在了脑子里，像存入计算机一样把所有图像存入大脑，然后按照自己的愿望把合适的图像还原出来。我也从来没有想过：我能画出这样的工程图，是因为我有孤独症。就像我不会想：我在逻辑推理上得到 95% 的分数，在语言能力上得到 60% 的分数，是因为我有孤独症。我不会这么想，是因为孤独症作为一个精神类疾病，在那个年代才刚刚开始为大众所知。

当然，从 1943 年起，孤独症这个名词就在精神病专业领域存在，所以人们认识到孤独症人士的存在也是从那一年开始的。但一开始这个名词的定义是很模糊的，除非有人特地指出我的某个古怪行为，否则我不会随时随地想到自己之所以这样做是因为我有孤独症，而且我相信在那个年代很多人和我想的一样。

DSM-II 发布于 1968 年。在 1952 年的 *DSM-I* 中，孤独症这个词只出现过一次，在 *DSM-II* 中，据我所知出现了两次，但是和第一版一样，也只是用在描述精神分裂症上，而不是作为一个疾病类型被纳入诊断条目。其中一处是"孤独症的、异常的、退缩的行为"；另一处是"孤独症思维方式"。

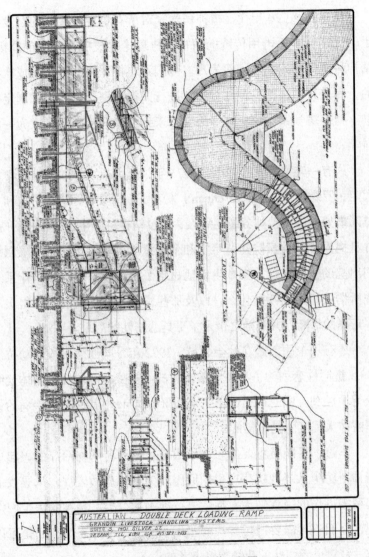

图1.1 双层装载坡道工程图

观察了养牛场后，把图像从我的记忆中调出来，绘制出双层装载坡道的工程图，这个过程对我来说是很平常的。©Temple Grandin

在 20 世纪 70 年代，精神病学家对所有精神类疾病的态度产生了大逆转，不再用传统的精神分析理论寻找疾病产生的原因，精神科医生开始关注疾病表现。他们不再把严格的诊断看成次要的，而是开始试图有计划对症状进行归类，用统一的模式制定标准。精神病学家们说，这一天终于来到了，精神病学将成为一门科学。

这有一转变有几个原因。1973 年，斯坦福大学的精神病学家大卫·罗森汉（David Rosenhan）发表了一篇文章，讲述了他和几位同事如何假冒精神分裂症病人，骗过精神科医生住进精神病院，并且揭露了精神病院违背事实和个人意愿，用僵化的制度限制他们出院的情况。这篇文章生动地显示了在精神卫生领域医疗系统中所谓的科学判断是什么，以及那些实施者们如何轻易地得出了不正确的诊断，并且随之带来了更具悲剧性的后果。

还有一个原因是在社会领域。1972 年，同性恋人权运动抗议 DSM 把同性恋列为一种需要被治愈的心理疾病。同性恋群体最终获得了胜利，同时也引起了大众质疑，DSM 中其他精神疾病的诊断在多大程度上是可信的。

不过，可能更重要的一个原因是，精神科药物治疗的兴起让精神科医生从寻找疾病产生的原因转为关注疾病表现，从寻找引起精神创伤的因素转为对症状进行准确的分类。精神科医生们发现，他们不再需要通过寻找症状产生的原因治疗患者，而是可以通过针对患者症状的药物减轻患者的痛苦。

但是在进行药物治疗之前，精神科医生需要了解什么药和什么病相匹配，也就是说，他们必须知道患者患的到底是哪种精神疾病，这必须通过一个明确而一致的方法诊断。

这个要求的其中一个结果是，在精神病学领域最终有人开始质疑：到底什么是精神分裂症中的孤独症行为？为了回答这个问题，精神病学家必须分离孤独症行为和精神分裂症中的其他特征行为（比如妄想、幻觉等）。为了描述什么是孤独症行为，精神病学家必须先列出有哪些行为可以被称为孤独症行为，而且这个列表中的行为和精神分裂症的其他特征行为没有重合。由此，有的人提议，是否可以单独列出一个诊断，称之为儿童孤独症或者凯纳综合征。

在 1980 年出版的 *DSM-III* 中，在广泛性发育障碍（Pervasive Developmental Disorders, PDD）的大条目下，儿童孤独症被列出。被诊断为儿童孤独症必须符合 6 个特征，其中一条是没有精神分裂症的特征（比如妄想和幻觉）。另外 5 个特征是：

- 在 30 月龄之前发病。
- 普遍缺乏对其他人的反应。
- 语言发育整体上有缺陷。
- 如果有口语，在口语表达方式上存在异常，比如即时或延迟模仿异常，不理解隐喻性语言，代词混淆等。
- 对环境的很多方面产生奇怪的反应，比如拒绝变化，对生命体或无生命体产生奇怪的兴趣。

这六个特征很难说是准确而完整的描述，事实上，这个诊断标准一经发布就受到了强烈的抨击。美国精神医学学会为了尽可能精确地描述孤独症（如何依赖行为观察，经过一个标准化的诊断过程，最终获得精神疾病的诊断），在 *DSM* 的每个新版本中都会对孤独症诊断标准做修正。1987 年，在 *DSM-III* 的修订版中，编著者不仅把名字从"儿童孤独症"改为"孤独症谱系障碍"，而且把 6 条标准扩展成了 16 条，分成三大类，并且规定至少要满足 8 条才能被诊断，其中至少有 2 条属于第一类，1 条属于第二类，1 条属于第三类。这种"点菜式"的诊断方法导致了孤独症诊断率的大幅度上升。1996 年的一项研究比较了 *DSM-III* 和 *DSM-III-R* 的诊断结果，针对 194 位有突出社交障碍表现的学龄前儿童，根据 1980 年的 *DSM-III*，有 51% 的儿童获得孤独症的诊断；根据 1987 年的 *DSM-III-R*，有 91% 的儿童获得孤独症的诊断。

1987 年的 *DSM-III-R* 在 PDD 下新添加了一个条目：未特定的广泛发育障碍（Pervasive Developmental Disorder Not Otherwise Specified, PDD-NOS），包括孤独症行为比较轻微，或者不够孤独症诊断行为标准的人。1994 年出版的 *DSM-IV* 除了进一步修订孤独症的行为诊断标准，又添加了一个条目：阿斯伯格综合征（Asperger Syndrome）。

1981 年，英国精神病学家、医生洛娜·温[①]为英语国家介绍了奥地利精神科医生汉斯·阿斯伯格（Hans Asperger）在 1943—

---

① 译注：洛娜·温（Lorna Wing，1919—2014），医学博士，英国著名精神病学家，英国全国孤独症协会（National Autistic Society）的咨询顾问。其经典著作《孤独症谱系障碍：家长及专业人员指南》（*A Guide for Parents and Professionals: The Autistic Spectrum*）中文简体版于 2022 年 1 月由华夏出版社出版。

1944 年的工作。在凯纳医生试图定义孤独症的同一时期，阿斯伯格医生识别出一类孩子，他们有几个相似行为：缺乏同理心，很难建立友谊关系，单向交流缺乏互动，强烈地被特殊兴趣吸引，以及古怪的运动行为。他注意到这些孩子对他们自己感兴趣的话题可以说个没完没了，可以称他们为"小教授"。阿斯伯格医生把这类症状称为"孤独症类精神疾病"（autistic psychopathy），不过洛娜认为精神疾病这个词不应当和孤独症再绑在一起，所以使用了中性名词：阿斯伯格综合征。

DSM-IV 的追加修订有两个方面的重要性：一方面是让阿斯伯格综合征正式进入精神类疾病诊断；另一方面，结合 PDD-NOS 来看，两者都是具有部分孤独症特征，但又不完全满足典型孤独症的诊断，阿斯伯格综合征让我们进一步改变了如何整体看待孤独症的观点。

从 1980 年出版的 *DSM-III* 把孤独症正式列为一项诊断，到 1987 年的 *DSM-III-R* 添加了 PDD-NOS，再到 1994 年的 *DSM-IV* 添加了阿斯伯格综合征，孤独症障碍明显形成了一个谱系。阿斯伯格综合征从定义上来说不属于典型孤独症，而是和 PDD 大条目下的其他 4 种疾病（典型孤独症、PDD-NOS、雷特综合征[①] 和童年瓦解性障碍）并列。在非专业场合，还随之出现了高功能孤独症（High-function Autism）这个名词。在 2000 年对 *DSM-IV* 的修订中，**广泛性发育障碍**（PDD）和**孤独症谱系障碍**（Autism

---

① 译注：雷特综合征（Rett Syndrome）是神经系统障碍导致的发育逆转，表现出的特征与孤独症类似。2013 年出版的 *DSM-5* 已将其从孤独症谱系障碍中剔除，原因是已明确其具体的发病基因。

Spectrum Disorder, ASD）被认为是相通的概念。在孤独症谱系障碍严重的一端，你会发现严重残障者，而在轻微或边缘的一端，你会遇到另一个爱因斯坦或史蒂夫·乔布斯。

谱系特征的广泛性也是孤独症问题的一部分。几乎可以肯定，随着孤独症谱系障碍的诊断标准进入主流视野（无论是大众还是医疗领域），孤独症的"流行病学"概念（不再是一种罕见疾病）产生了。这组特征行为包括的范围越广，获得这种诊断的人数自然就越多。

如果这个现象是真实的，我们应当可以看到其他诊断的数量在减少，比如孤独症和阿斯伯格综合征儿童之前可能获得的其他诊断。

事实上，我们的确看到了其他诊断数量减少的证据。在英国，一些孤独症谱系障碍儿童之前获得的诊断是语言障碍，而获得语言障碍诊断的人数的确从 20 世纪 90 年代开始减少，和孤独症诊断人数的增加几乎同步。在美国，孤独症谱系障碍儿童之前获得的诊断可能是智力障碍，而获得智力障碍诊断的人数也的确随着孤独症诊断人数的增加在减少。哥伦比亚大学组织了一项针对 7 003 名 1992—2005 年间在加利福尼亚州被诊断为孤独症的儿童的研究，研究结果显示其中有 631 人（大约占比为 9%）改变了诊断标签，从智力障碍变为孤独症。当研究者调查 1994 年以前没有获得过任何诊断的孤独症儿童时，发现按照旧的标准被诊断为智力障碍，按照新的标准被诊断为孤独症的儿童占 25%。

其后，哥伦比亚大学针对同样数量的普通儿童群体组织了另一项研究，研究结果显示，与孤独症儿童居住比较近的儿童群体中，获得孤独症诊断的人数更多，可能是因为这些儿童的父母对孤独症特征和诊断了解得更多。儿童是否按照发育时间表开始说话？他是否在你想抱他的时候身体僵硬拒绝拥抱？他是否能准确学会你拍一我拍一的游戏？他是否有眼神接触？因此，不仅仅是那些原来会获得智力障碍诊断的儿童现在更可能获得孤独症谱系障碍的诊断，而且有更多原来不会获得诊断的儿童也被诊断为孤独症。这已经足够说明为什么与孤独症谱系障碍儿童居住距离近的儿童群体的患病率比距离较远的群体多16%。

根据来听我演讲的观众的数量，我也能观察出孤独症和阿斯伯格综合征的大众普及率在不断提高。当我刚开始在孤独症领域做演讲的时候，那是20世纪80年代，大多数孤独症人士是严重的无口语类型，位于谱系低功能的一端。这个群体今天依然存在，不过在谱系中更多出现的儿童是极度害羞、手心出汗的类型。每次我看到他们都会想：嗯，和我小时候一样，属于谱系高功能的一端。在20世纪80年代，这样儿童的父母会带他们去做诊断吗？应当不会。还有一些孩子，看上去就是典型的"技术宅"，我会叫他们"小乔布斯"。我回想在我小时候，周围也有这样的孩子，他们从来就没有被贴过任何标签，而今天他们会被带去做诊断。

我最近去一所孤独症特殊学校做演讲，100多个小孩子在体育馆就座。他们并没有表现出坐立不安的行为，所以我认为他们可能都属于谱系高功能的一端。你知道吗，这些孩子看着就和我几个月前在明尼苏达州科学展上看到的那些孩子没什么两样。这些被诊断后上孤独症特殊学校的孩子，是否因为在特殊学校可以尽情探索自己最喜欢的科学、历史或其他爱好而不受同龄人打扰？而那些去参加科学展的孩子里面，是否也会有人符合孤独症或阿斯伯格综合征的诊断？

孤独症谱系障碍的诊断率戏剧性地攀升还有一个原因，一个远没有被大众关注的原因：DSM 中的一个拼写错误。这令人难以置信，却是事实。在 1994 年 DSM-IV 中，描述 PDD-NOS 的语句，本来应当是"一种严重而广泛存在于社交互动中的障碍，**以及**在语言或非语言交流技巧上的障碍"，但正式出版物上写的是："一种严重而广泛存在于社交互动中的障碍，**或者**在语言或非语言交流技巧上的障碍。"也就是原本应当满足两个条件才能被诊断为 PDD-NOS，现在只要满足其中任何一个条件就可以了。

我们不知道有多少医生因为这个拼写错误而在 PDD-NOS 的诊断中做出了错误判断。在 2000 年出版的 DSM-IV-R 中，这个错误被纠正了。尽管如此，我们也不知道之后有多少医生意识到了这个纠正，不再做出错误的诊断。

把所有这些因素综合到一起：模糊的诊断标准，在孤独症谱系中加入 PDD-NOS 和阿斯伯格综合征，更高的全民意识，以及拼写错误，如果不产生"流行病"，我才会惊讶。

我从未说过，除去这些人为因素，孤独症的患病率在过去的几年内事实上没有上升，毕竟环境因素在孤独症的发病根源中也似乎占据了一定地位。环境因素，不仅仅是空气中的污染物，还有母亲血液中的药物，在父亲的年龄的影响下精子出现基因突变的数量，或者母亲在妊娠期间的肥胖程度（详见第三章）。如果我们周围的环境往"坏"的方向发展，比如一种新药在面市几年后才被发现可能会增加孤独症的患病率，或者工作频繁变动导致更多夫妇决定再等几年才要孩子，这些因素都会导致孤独症的患病率上升。而如果环境往"好"的方向发展，比如针对孤独症谱系障碍儿童的社区服务越来越好，会导致家长去寻找能给孩子带来"合适"诊断的医生，那么孤独症谱系障碍的患病率也可能会上升。

无论是什么原因，孤独症谱系障碍的患病率都一直在持续上升中。2000 年，美国疾病控制与预防中心（Centers for Disease Control, CDC）建立了孤独症和其他发育障碍监控网络（Autism and Developmental Disabilities Monitoring, ADDM）收集 8 岁儿童的数据，给出在美国孤独症和其他发育障碍的患病率。2002 年的数据表明，有孤独症谱系障碍的儿童比例是 1∶150，2006 年的数据提高到 1∶110；最近一次是 2008 年的数据，在写这本书的时候正好公布了新数据（2012 年 3 月公布了 2008 年的数据），已提高到 1∶88。在 6 年时间内提高了 70%。①

CDC 的数据来自不同州的 14 个社区的 337 093 名儿童，占全国 8 岁儿童总数的 8%。这个数据样本的规模和覆盖范围决定了其内部的不一致性是惊人的，从最低比例社区的 1∶210 到最高比例社区的 1∶47。在某一个社区中，有 1∶33 的男孩被诊断有孤独症谱系障碍。从 2002 年开始，黑人儿童被诊断为孤独症谱系障碍的数量提高了 91%，而西班牙裔儿童提高得更多，为 110%。

这些数据究竟说明了什么？纽约孤独症和发育大脑研究中心主任凯瑟琳·洛德（Catherine Lord）在 2012 年 CDC 报告公布之

---

① 译注：2023 年 3 月公布的 2020 年的数据是 1∶36。

后在 CNN 的采访中说："在这个时候，一切都还不清楚。"随着 *DSM-5* 在 2013 年的出版，更加剧了我们搞清这个问题的难度（详见第五章）。

当你想收拾壁橱的时候，你知道总有一个时刻，壁橱会比你收拾前更乱。在孤独症的历史进程中，我们现在就处于最乱的那个时刻。从 20 世纪 40 年代起，我们对孤独症的认识水平可以说提高得很快，但同时我们比任何时候都更困惑。

不过，我认为我们已经准备好经历这段最困惑的时刻，正如犹他大学医学院功能性神经影像中心主任杰弗瑞·安德森（Jeffrey S. Anderson）所说："医学界有一个长期的传统，就是从精神病学发展起来的疾病，最终要落到神经学的研究领域。"——比如癫痫。目前孤独症也遵循着这一传统。也就是说，终于到了这个时刻，孤独症的秘密要面对"硬科学"的审视了，这要归功于接下来的两章讨论到的两条新的科学探索之路。

这个时候，在壁橱里对应第二章的那个格子上，我们可以摆上神经影像学。再往上一点，在对应第三章的格子上，我们要放上遗传学。我们可以满怀信心地重新整理这个壁橱，因为我们现在可以借鉴更客观的方法重新思考孤独症谱系。

这一切都在你的意识中吗？

不。

这一切都在你的大脑中。

第二章　照亮孤独症大脑

这些年来，我发现我有一个隐藏的天赋：很擅长静静地躺着，长时间一动不动。

我第一次意识到我有这种能力是在 1987 年，我在加利福尼亚大学（以下简称加州大学）圣芭芭拉分校成为第一批参与应用磁共振成像（Magnetic Resonance Imaging, MRI）技术研究孤独症的被试。技术员提醒我在实验过程中会有很响的噪声，的确是这样；他们说头枕也会很不舒服，的确是这样；他们说我需要尽一切努力躺着一动都不能动，我做到了！

当年，这些外在的身体干扰都不能打消我体验 MRI 的愿望，我实在太激动了！我感觉自己像躺在科学的"圣坛"上，我的身体被慢慢拖滑进一个大金属圆筒。

我心想，这感觉还不错啊，这个大圆筒有点像我自己做的拥抱机（squeeze machine），或是从《星际迷航》电视剧里穿越出的仪器。

下面的半个小时里，技术员所有的提醒都变成事实：噪声像铁锤在敲打砧板，脖子上痉挛性的疼痛，我得集中自己的意识控制自己完全不能动。不能动，不能动，不能动——在这 30 分钟里我一直这样提醒着自己完全保持静止。

最终扫描结束了。我跳下床架直接跑去技术员的房间，在那里我能得到奖励：看到我自己的大脑。

"去大脑深处的旅行"是我给这个实验起的名字。从那以后，这类大脑扫描实验我参加了七八次。每次我都会激动地看着那些让我成为"我"的大脑结构：褶皱、叶和沟回，那些决定了我的思想、我看待世界的方式的物质。早在 1987 年，我第一次看自己大脑 MRI 图像时，我马上就发现我的大脑不对称——左半球的脑室明显比右半球的脑室长一些。医生说我的不对称还不能算特别异常，事实上，大脑左右半球脑室的不对称是常见的。不过相比在 1987 年，现在科学家们已经能更精确地测量这种不对称，而且怀疑拉长到这种程度的脑室可能对应着我的某些孤独症特征表现。多么神奇，仅仅因为神经影像学的技术进步就使得科学家们可以给出这样的判断。

神经影像学帮助我们回答两个最基本的问题：大脑每个部分看起来是怎样的？大脑每个部分的功能是什么？

MRI 仪器包括一个环绕被试的强磁场，特定波段的无线电波脉冲使得身体中的氢原子核自旋发生改变，MRI 通过探测这个改变获得人体的结构信息。结构性 MRI 出现在 20 世纪 70 年代，正如"结构性"这个词描述的，这种仪器提供了大脑内部的解剖结构图像。结构性 MRI 可以帮助我们回答第一个问题：大脑每个部分看起来是怎样的？

功能性 MRI（fMRI）在 1991 年被发明，可以用于探测大脑对于感觉刺激（光、声、味道、触觉、气味）的功能反应，或者在完成一项任务过程中（解决问题、听故事、按按钮等）大脑的反应。通过追踪大脑中血液的流动，fMRI 可以探测出神经元的活跃程度（越激烈的响应活动需要越多的血液）。如果大脑的某个部分对刺激或任务产生活跃反应，在 fMRI 图像中大脑的某些区域就会变得更明亮。研究人员认为，这可以间接告诉我们大脑每个部分的功能，也就是回答了第二个问题。在过去的 20 多年中，神经科学家利用 fMRI 研究发表了超过 2 万篇同行评议的论文；在最近这些年里，发表速度更是增加到每天都会出现 8 篇以上的论文。

尽管如此，神经影像测量并不能给出直接的因果关系。让我们看一个和孤独症相关的著名例子：面部识别。过去几十年的大量神经影像学研究显示，孤独症谱系障碍人士的大脑皮质对人脸的反应没有对物体的反应强烈。那么，是因为孤独症儿童社交互动过少，使得他们的大脑皮质对人脸的反应区域功能退化，还是因为孤独症儿童大脑皮质原本的连接结构特殊，导致对人脸的反应不强，从而使得他们的社交互动减少，我们无法从神经影像学研究结果中获得这个因果答案。

我们利用神经影像学无法得知我们大脑中发生的所有事情（参考本章后的附加说明），不过这项技术的应用已经让我们获知很多以前未知的东西。在孤独症的研究中，如果通过一项技术探测大脑的不同区域，让我们了解大脑的结构是怎样的，以及大脑是如何工作的，那么我们可能会获得下面两个问题的答案：孤独症人士的大脑和普通人的大脑在结构上有什么不同？孤独症人士的大脑和普通人的大脑在功能上有什么不同？目前研究人员在这两个问题上已经获得了不少线索——这些线索可以逐渐帮助我们把一直作为孤独症谱系障碍诊断标准的行为特征同大脑的生物学特征联系在一起。对孤独症深入研究的愿望还会推动越来越先进的神经影像技术的产生。很多研究人员认为，以生物特征为基础的诊断不仅是可行的，而且可能就在不远的将来会实现。

我在动物科学系任教，经常会对学生们说："如果你们想要理解动物的行为，就要从研究大脑开始，一步步建立联系。"人类和其他哺乳动物具有一部分相似的大脑结构，比如主要的情感区域主管我们在什么时候需要攻击，在什么时候需要逃跑。这些区域在大脑的底部，与脊髓相连。人类进化过程中最新发展出来的区域在大脑的前部，展现出语言、长期规划、自我意识等功能。当然对人类来说，大脑不同区域的关系更为复杂，这形成了我们每个人独特的个体。

谈到大脑，我喜欢用一座办公楼比喻。在办公楼的不同区域有不同的部门，每个部门的员工有不同的专业特长，他们协同合作保证整个公司的运作。一些部门之间的工作关系相对紧密，一些部门之间的工作关系相对疏远。一些部门比另一些部门看上去更活跃，而活跃程度取决于公司目前的工作任务是什么。不过在一天结束的时候，各个部门的信息要汇总到一起，形成单一的成果：一个想法，一个行动，或者一个反应。

办公楼的最高层是"CEO办公室"——前额叶皮质。前额叶位于额叶的前端，是大脑皮质的一部分。大脑皮质是由几层灰质组成的大脑最外部的结构。前额叶皮质从大脑其他皮质接受信息，协调各部分的工作，使得大脑可以承担各种高级的"行政职能"：多任务处理，运筹帷幄，抑制冲动，考虑多方面的信息来源，整合几个选项形成一个解决方案。

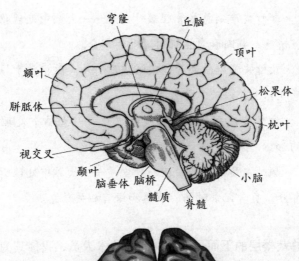

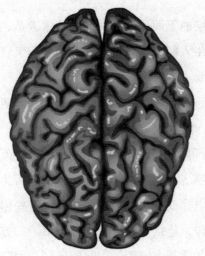

图 2.1 人类大脑的侧面解剖图和俯视图

©Science Source/Photo Researchers, Inc.（上图） ©123rf.com（下图）

在 "CEO 办公室" 的下方是大脑皮质的其他部分，你可以把这些灰质的分区想象成公司里各个副总裁管理的不同部门，每个部门对应大脑皮质覆盖的一块区域。

- 额叶皮质副总裁管理额叶皮质——大脑中处理推理、目标、情感、判断和自主肌肉运动的部分。
- 顶叶皮质副总裁管理顶叶皮质——大脑中负责接收和处理感觉信息，以及掌管数字的部分。
- 枕叶皮质副总裁管理枕叶皮质——大脑中处理视觉信息的部分。
- 颞叶皮质副总裁管理颞叶皮质——大脑中处理听觉信息的部分，负责记录时间、节奏和语言相关信息。

副总裁楼层的下面是不同部门的技术人员，我称其为"技术牛人"。"技术牛人们"具体掌管大脑中专门负责数学、艺术、音乐和语言的区域。

在办公楼的底层是体力劳动者，"体力劳动者"掌管着基础的生命支持系统，像呼吸系统和神经系统。

所有这些部门和员工都需要相互沟通，他们配有台式电脑、电话、平板电脑、智能手机等设备。当他们需要面对面沟通的时候，他们通过电梯或楼梯到另一个楼层。这些你能想象到的各种不同的沟通手段，连接办公楼不同部门员工的方式，就是大脑中的白质。大脑灰质是大脑表层很薄的区域，而白质占大脑总体积的四分之三，是巨大的"线路系统"，保证大脑各区域沟通顺畅。

在孤独症大脑中，可能会出现"电梯不停在七楼，通往财务部门的电话不工作，或者前台的无线信号非常微弱"等连接方面的问题。

在发明神经影像技术之前，研究人员需要依赖解剖大脑搞清大脑的结构，从而回答大脑各部分到底是什么样子这个问题。这个问题相对比较直观可见：切开大脑观察，标注每个区域的名称。而另一个问题——关于大脑各部分的功能就复杂得多了。研究人员会寻找那些行为古怪的人，在他们去世后，解剖查看他们的大脑中到底有什么区域损坏了。

通过解剖研究损坏的大脑的方式在神经内科依然很常用，肿瘤、脑损伤和卒中都会损伤大脑结构，解剖能够让你观察出到底哪些区域受到了损伤。而今天的不同是，你不需要等待大脑的主人去世，就可以利用神经影像技术直接观察大脑各区域，发现损坏的部分。

有一次我拜访一所大学，一个学生告诉我说他在阅读的时候，面前的字会晃动。我问他是否头部受过伤，他说他被冰球打中过。我问他具体打中了什么部位，他指着脑袋后面（我不知道我的行为是否有点鲁莽，我摸了那个部位确认）。他受伤的区域是初级视皮质，这恰恰是我预料他会指出的，因为利用神经影像学我们已经获知这点了。

在脑损伤的研究中，我们可以针对某个症状发现大脑中到底哪些线路和区域发生了损坏。由此我们知道了大脑后部的神经回路具有认识物体形状、颜色、运动方式和质地的功能。我们之所以知道那些回路的功能是因为如果这些回路被破坏，患者就会在视觉上发生奇怪的变化。比如运动视觉回路被破坏的话，你看的倒咖啡的过程将是一连串静态图像；颜色回路被破坏的话，你可能会发现自己生活在一个黑白世界中。

但孤独症大脑并没有明显显示出被破坏的迹象，至少我的大脑里没有发现被损坏的神经回路。我大脑的神经回路没有任何断裂的表现，仅仅是和普通大脑的不太一样。在过去的几十年里，我被研究人员要求进行各种神经影像扫描实验，我大脑的独特解剖特征被展现得很清楚了。我非常愿意参加这些实验，从这些研究结果中，我学习到了很多关于我独特大脑的工作方式。

感谢加州大学圣地亚哥分校医学院卓越孤独症中心的扫描研究，我现在知道我的小脑比标准尺寸小 20%。小脑是帮助控制运动协调度的，这可能就可以解释为什么我的平衡感那么差了。

2006 年，我参与了匹兹堡市卡耐基·梅隆大学大脑图像研究中心的一项实验，进行了一系列 fMRI 扫描，以及应用 MRI 技术的变种——弥散张量成像（Diffusion Tensor Imaging, DTI）技术的扫描。fMRI 记录大脑反应活跃的区域，DTI 测量水分子流过白质的轨迹，可以观察大脑区域之间的连接。

• 应用 fMRI 扫描的研究揭示了当我观看人脸图像和物体或建筑图像时，我的腹侧视皮质①的活动状态。我在观看物体或建筑图像时的大脑反应与对照组类似，而在观看人脸图像时，我的腹侧视皮质反应比对照组低很多。

• DTI 扫描研究了我的大脑不同区域之间的白质连接轨迹。研究结果显示，我的大脑存在"过度"连接，特别是我的下额枕束和下纵束②比普通人宽得多。当拿到这个研究结果的时候，我马上意识到它验证了我长期以来的一个猜测：

---

① 译注：腹侧视皮质参与物体识别，包括面孔识别。

② 原注：在大脑下部蛇形贯穿前后的两条纤维束。

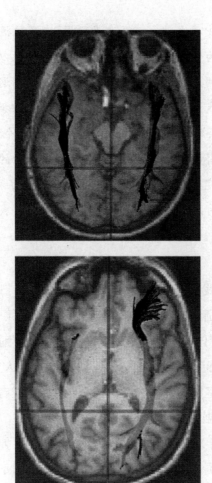

图 2.2 天宝·格兰丁的脑部 DTI 扫描图像

这两幅扫描图来自 2006 年卡耐基·梅隆大学的研究，黑色部分是下纵束（上图）和下额枕束（下图）。我的下纵束比对照组大脑的要宽，从图中你也可以很容易看到我的下额枕束末端分支扩散得很宽。

©Dr. Marlene Behrmann, Brain Imaging Research Center, Carregie Mellon University, Pittsburgh.

我的大脑中存在一个"高速互联网"，通往视皮质，这就可以解释我为什么拥有强大的视觉能力。我原以为我用高速互联网这个词只是个比喻，但现在我才意识到这个描述恰恰就是发生在我大脑中的事实。我翻阅了其他脑损伤的案例，查询与这两条纤维束相关的内容，结果发现一个47岁妇女的案例，她患有视觉记忆障碍，DTI扫描显示她的下纵束有局部断线。研究者的结论是，下纵束高度参与了视觉记忆机制。哇，我当时想，如果我的这条通路受损，那我的世界就会彻底乱套了。

2010年，我参与了犹他大学的一系列MRI扫描研究，其中的一些发现特别让人惊喜。还记得在1987年我第一次做MRI扫描，MRI扫描图像显示我的大脑左右半球脑室不对称，研究人员告诉我左右半球脑室的不对称是常见的。而犹他大学的研究显示，我的左半球脑室比右半球的长57%。与对照组左右半球脑室的差异为15%的数据相比，这是个相当大的差异。

我大脑左半球的脑室是如此的长，以至于延伸到我的顶叶皮质，而顶叶皮质是和短时记忆相关的。极长的脑室对顶叶皮质的干扰可以解释为什么我在执行任务时有困难，我无法在很短时间内记住几个指令。顶叶皮质的问题也反映在我的数学能力上，也许可以解释为什么我很难学会代数。

1987年的神经影像技术还不能以极高的精度测量大脑解剖结构。如果那时候的研究人员知道我大脑的一个脑室是7.1厘米长，而另一个脑室是3.9厘米长，我相信他们肯定会目瞪口呆的。

对照组　　　　　　　　　　　天宝

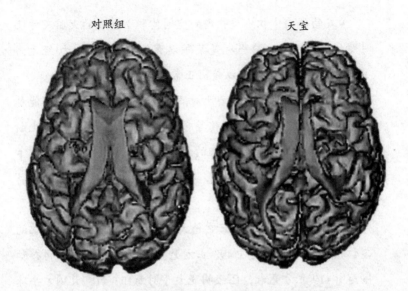

图 2.3　对照组和天宝的脑部 MRI 扫描图像

　　这幅扫描图来自 2010 年犹他大学的研究，展示了我的左半球脑室比右半球脑室长 57%。左半球脑室的长度延伸到了顶叶皮质，那是和短时记忆有关的区域。这可能解释了在我短时记忆方面困难的原因，我很难在很短时间内记忆几段有顺序的信息。

©Jason Cooperrider

　　为什么我大脑中两半球脑室的差异有这么大，一种假说是如果大脑的某个区域在发育早期受到损伤，大脑的其他区域会尽量扩张加以弥补。在我的案例中，大脑的损伤可能发生在左半球的白质中，导致左半球的脑室扩张填补损伤区域。而同时大脑右半球的白质也在尽力补偿左半球白质损伤带来的功能缺失，导致右半球的脑室偏小。

　　犹他大学 MRI 研究的其他重要发现还有以下几个。

• 我的颅内体积（头骨内的空间体积）和我的大脑尺寸比对照组大 15%。这应当也是某种发育异常的表现。神经元为了弥补大脑受损区域，以超出正常的速度生长。

• 我大脑右半球的白质比对照组多 15%。这种异常可能是早期发育中大脑左半球损伤导致的，右半球试图通过产生新的连接补偿左半球受损带来的影响。这一研究强化了之前卡耐基·梅隆大学的研究发现，也就是我的大脑表现出"过度"连接。

• 我大脑的杏仁核比正常值大，对照组三个实验者大脑的杏仁核体积平均值是 1 498 立方毫米，我大脑左半球的杏仁核是 1 719 立方毫米，已经明显大于对照组；而我大脑右半球的杏仁核更大，为 1 829 立方毫米，比对照组多出 22%。杏仁核在处理恐惧和其他情感中起到重要作用，我大脑杏仁核的尺寸这么大可能是解释为什么我存在终身焦虑的关键。在 20 世纪 70 年代困扰我大部分时间的惊恐发作，就此有了有意义的新解释。我大脑的杏仁核决定了，我会恐惧一切事情，包括恐惧本身。

30 多岁的时候，我开始服用抗抑郁症药物，可能是因为药物阻断了交感神经的反应，我的焦虑感被控制住了。不过我依然保持着高度警惕，在表面的安静之下，我的恐惧体系依然保持在警惕状态中。如果晚上楼下有学生在停车场说话，我就睡不着。我需要一直开着轻柔的音乐以屏蔽外界的声音，哪怕那些学生说话的声音很小（而且我只能听纯音乐）。我的恐惧感并不取决于声音的大小，而是源于可能面临危险的感觉。因为陌生人的声音和潜在的危险性相关，而轻柔的音乐和危险无关。因为这点，哪怕我住在飞机场附近的旅馆，飞机的起降声对我来说都不是威胁。也许飞机降落在旅馆上，我都不会被惊醒；但如果有人在隔壁说话，天啊，我就只能坐起来开灯读书，因为我知道只要他们不睡下，我就肯定睡不着。

•我大脑左右半球海马区中内嗅皮质的厚度都比对照组厚一些，左半球厚 12%，右半球厚 23%。加州大学洛杉矶分校大卫·格芬医学院的神经外科教授伊扎克·弗里德（Itzhak Fried）说："内嗅皮质是通往大脑记忆主机的'金门大桥'，视觉和其他感觉信息最终都要通过这座大桥进入海马。我们的大脑细胞也需要通过这个中心传递信号，在意识中回放记忆。"也许这种解剖学上的差异能够解释我强大的记忆能力。

这些研究的结果自然让我很着迷，因为它们解释了我之前对于自己特殊大脑的困惑，帮助我更加认清我是什么样的人。不过我认为这些研究结果更有意义的部分是，它们和一些其他孤独症谱系障碍人士的扫描结果相符。

•对物体比对人脸反应更强。2006 年我在卡耐基·梅隆大学参与 MRI 实验后，研究人员写信给我分析研究结果时说："这个研究结果对于孤独症人士是比较典型的。在我们对大量孤独症谱系障碍人士的扫描研究中，有一个经常重复出现的结果就是他们的大脑皮质对人脸的反应明显比对照组弱。"

• 在孤独症谱系障碍人士中，杏仁核的增大也是常见的。因为杏仁核会影响到情感功能，所以孤独症谱系障碍人士会感觉到他们自己就是一个巨大的要爆炸的"神经核"。

• 2010 年我参与犹他大学的研究时，一位研究生贾森·库帕里德（Jason Cooperrider）在发给我的电子邮件中说："格兰丁博士的头部尺寸超过标准值，这和一些孤独症人士中存在的头部（大脑）尺寸（或增长）大于平均值相符。"大头畸形（enlarged brain）症状可能由遗传变异而来，这种变异可能会在神经元发育早期引发一个生长小高潮。神经元增长的速度最终会恢复正常，但大头畸形症状会保留。按最新的研究估计，孤独症谱系障碍人士中有大约 20% 的人存在大头畸形症状，绝大部分是男性，且形成的原因目前还不明确。

感谢成百上千的关于孤独症的神经影像学研究，让我们开始在人类历史上第一次寻找孤独症行为特征和大脑功能之间的明确关系。这是一个宏大的研究课题，正如一篇综述所总结的："这些针对孤独症的研究明确了这一观点——孤独症的症状和表现有着神经生物学的根源。"长期以来的假说现在有了明确的证据，并且在科学界达成了共识：孤独症的成因是真实存在于大脑中的。

目前依然存在的问题是，在我的大脑中发现的现象并不一定存在于其他孤独症人士的大脑中。神经影像学先驱玛格丽特·鲍曼（Margaret Bauman）曾经对我说："你大脑的杏仁核大于正常值并不意味着每个孤独症谱系障碍人士大脑的杏仁核都大于正常值。"虽然目前已经发现了存在于一些孤独症人士大脑中的类似特征，但我们需要非常小心，不能得出过于普遍的结论。事实上，神经影像学研究者们在寻找孤独症大脑共性的过程中，面临着三大挑战。

大脑结构的同质性。虽然在 2010 年犹他大学的研究中，研究人员发现了我大脑中几处令人惊讶的解剖学异常，但库帕里德在给我的电子邮件中也明确说明："在与对照组的对比参数中，大约 95% 的参数没有异常。"也就是说我的大脑和对照组其他人的大脑在绝大多数结构方面是一致的，异常的只是少数结构。

纽约哥伦比亚大学医学中心孤独症研究人员乔伊·赫西（Joy Hirsch）根据她的研究课题说："在大脑解剖学范畴，这些孩子的大脑都处于正常范围。仅从结构上来说，这些大脑在我们所能观察到的任何尺度上都可以说是正常的，不是被损伤的大脑。"

这个结论不是说在她所研究的孤独症大脑样本中没有任何异常，而是这些大脑样本之间的确都有少许差异。但普通大脑也存在个体差异，孤独症大脑的差异范围并没有超过普通大脑的差异范围。美国国家精神卫生研究所主任托马斯·因泽尔（Thomas Insel）在 2012 年评论《今日美国》发表关于 CDC 刚发布的孤独症谱系障碍患病率从 1 : 110 上升到 1 : 88 时说："哪怕观察那些无口语、有自伤行为、有过多次癫痫发作的孤独症儿童的大脑，你都会惊讶地发现他们的大脑在解剖结构上看上去非常'正常'。这是孤独症领域中最让人困惑的事实。"

尽管如此，研究人员还是发现了一些常见的异常模式。除了我的大脑中和其他一些孤独症人士一致的地方，比如增大的杏仁核、大头畸形症状、观看人脸时大脑皮质反应度低这些广泛存在的异常模式，还有以下这些。

• 回避眼神接触。不同于对物体的反应程度超过对人脸的反应的症状，这种症状是主动回避人脸。2011 年一篇发表在《孤独症和发育障碍》（*Autism and Developmental Disorders*）杂志上的文章中一项关于应用 fMRI 技术的研究结果显示，高功能孤独症人士对比典型发育人群，在眼神接触方面呈现相反的模式。在普通大脑中，右侧的颞顶叶交界处（Temporo-Parietal Junction, TPJ）在对视中表现活跃，而在孤独症大脑中，回避对视使得 TPJ 区域活跃。研究人员认为 TPJ 区域和社交任务相关，包括判断他人的心理状态。研究还发现，在左侧背外侧前额皮质（dorsolateral prefrontal cortex, dlPFC)，普通大脑在回避眼神接触时表现活跃，而孤独症大脑在对视时表现活跃。所以并不是说孤独症人士的大脑对眼神接触不产生反应，而是可能和普通人的大脑的反应模式正相反。

研究指出："dlPFC 区域的活跃表明一些孤独症被试对对视产生了特定的神经反应，但问题是，这种反应和普遍人群回避眼神接触产生的反应是否一样？"也就是一个神经发育正常的个体面对一个不想与之产生眼神接触的人的感觉，是否和一个孤独症个体面对一个想与之产生眼神接触的人的感觉类似？还有，一个神经发育正常的个体面对一个想与之产生眼神接触的人的感觉，是否和一个孤独症个体面对一个不想与之产生眼神接触的人的感觉类似？对于孤独症人士，他们在探索社交线索的时候，在普通人那里受欢迎的线索会不会被他们的大脑解释成完全相反的意思，成为让人厌恶的线索？是不是在感觉上彻底颠倒了呢？

•神经纤维过度连接和连接不足。2004年一篇发表在《大脑》(*Brain*)杂志上的文章引起了很大反响。文章介绍了连接不足理论，指出大脑皮质各区域的连接不足可能造成了孤独症的典型特征，特别是从整体来看，大脑的主要部分不能协作处理信息。此后有大量其他研究也得出了相同的结论，发现大脑皮质连接不足和社交认知、语言、执行功能方面的缺陷之间有关联。

一方面是长程连接不足，另一方面是其他研究发现的孤独症人士的大脑局域连接可能存在过度。也许正如我的大脑扫描结果所示，为了试图弥补大脑其他部分的损伤，某些区域的大脑白质过度生长了。这样弥补的结果可能是正面的，像我的大脑在视觉记忆区就展示了过度连接的表现。幸运的是，我能管理视觉信息。我可以在咨询过程中让大脑"放小电影"提醒我每个设备是怎么工作的，在咨询结束的时候"关闭放映"。但是有些孤独症谱系障碍人士可能不具备关闭功能，对他们来说，过度连接就意味着信息超负荷，而其中大部分的信息还是混乱的。

我们不能假设连接不足理论能解释所有的孤独症特征。就像很多科学研究初级阶段的理论一样，这个理论可能是个过于简化的理论。阿姆斯特丹大学的研究人员在2012年的一项研究表明，"孤独症大脑中的一些异常功能模式无法用现在的理论模型解释。大量实验表明，孤独症大脑中存在不同形式的连接，具有复杂的异常模式，而理论需要进一步细化"。

成因的异质性。即使研究人员认为他们的确找到了孤独症人士的某个行为特征和大脑的某个异常模式之间的关联，也无法确定其他有同样行为特征的人在大脑中会表现出同样的异常模式。2009 年一篇发表在《神经发育障碍》（*Neurodevelopmental Disorders*）杂志的孤独症研究文章的标题简明扼要地描述了这个现象："同样的行为，不同的大脑。"也就是说，即使你表现出极度焦虑，也并不意味着你大脑中必然有个增大的杏仁核。

行为的异质性。反过来，即使研究人员发现了孤独症人士的大脑普遍存在的某种异常模式，也无法确定具有同样大脑异常模式的其他孤独症人士在行为上会有相同表现。比如，你大脑中有一个增大的杏仁核，这并不足以作为一个生物标志诊断孤独症。

是否会有一天我们最终能发现行为特征和大脑模式之间的明确关系呢？

不一定是增大的杏仁核。如果某个神经解剖学特征或某些神经解剖学特征的组合可以用来作为可靠的生物学诊断工具，那么孤独症或其他障碍的诊断就不需要依赖行为观察。生物学诊断的应用还将促进在障碍预后预测和有目的的干预方面极大的改变。医生和研究人员们可以获得以下支持。

•尽早诊断出孤独症，尽早使用早期干预方法，甚至早到婴儿时期，当大脑还处于高度可塑的阶段。

· 更有针对性地处理大脑某些区域的异常模式，知道大脑哪些部分的功能可以被恢复，而不是浪费时间在那些不可恢复的区域。

· 测试新的治疗手段，更细致地检查现有治疗方案的可行性。

· 针对不同个体制订个别化的干预机制和预后方案。

对当事人来说，生物学诊断在其心理上也有很大益处，能够让他们了解到底自己大脑的什么地方有异常。就我个人来说，我非常愿意知道我的高度焦虑是和增大的杏仁核相关的。了解这一点对我非常重要，可以帮助我建立对待焦虑的积极态度。我会提醒自己，问题不是出自外界，不是因为我卧室窗户下面的停车场上有学生在讲话，问题出在我的大脑中有异常结构。我可以通过药物控制焦虑，但我无法让焦虑彻底消除。既然我必须和焦虑共存，那么我至少要知道我感觉到的威胁并不真实存在，虽然我的大脑真实地感觉到了威胁。这种认知变化对心理状态有巨大影响。

神经影像学领域的孤独症研究遇到了三大挑战——大脑的同质性、成因的异质性和行为的异质性。你可能会怀疑，接着寻找大脑异常模式（生物学诊断标志物）是不是一个现实可行的目标。不过近些年，研究人员已经朝着这个目标前进了很多。目前很多人在乐观地讨论我们什么时候可以达到目标，而不是是否能达到目标。

神经科学家乔伊·赫西说："我们对孤独症的诊断还没有立竿见影的检测方法，但我们已经有了一定的基础。"

作为纽约哥伦比亚大学医学中心 fMRI 研究中心主任，赫西试图为发现有效检测方法打下坚实的基础。她的小组在 2008—2010 年间的一项研究中，对 15 名年龄在 7~22 岁的孤独症儿童及青少年和 12 名年龄在 4~17 岁的对照组儿童及青少年进行了 fMRI 扫描，针对颞上回（颞叶的上部，是听觉信息中枢，负责把说话的声音处理成有意义的语言）开展研究。她对我解释实验背后的原理，说："在孤独症人士中，最明显的障碍是言语障碍，我们的假设是通过直接的影像检测，就能看出不同大脑的区别。"研究结果的确如此：他们测量了颞上回的活跃度，从活跃度差异来说，在 15 名孤独症儿童中有 14 名表现出和对照组的明显差异，也就是说检测出孤独症的诊断准确率达到了 92%。（有研究人员质疑对照组的儿童是清醒的，而孤独症组的儿童是被注射了镇静剂，使得对比条件不同——不过赫西小组认为他们考虑到了这一因素。当然这和其他初级科学研究一样，需要更进一步的实验验证，今后的结果可能吻合这个初级结论，或者推翻这个初级结论。）

相比直接检测，另一个途径是聚焦在大脑中一个被认为和孤独症特征行为密切相关的区域，比较孤独症组和对照组的生物标志数据，看是否能找到一种算法明确分辨出不同的大脑类型。犹他大学的杰弗里·安德森给出了一个简化版的解释："我们扫描了大量普通大脑和孤独症大脑，把每个扫描结果都做成数据模板，然后我们扫描一个新的大脑，看到底和哪些数据模板匹配得更多。"

这类研究的目的是通过大脑测量，精确区分孤独症谱系障碍人群和普通人群。通过大量数据模板的比较，看是否能推出基于生物标志的诊断模型。

在安德森小组 2011 年的一项研究中，他们关注的焦点是大脑的连接模式。之前的研究显示，孤独症大脑具有短程连接过度和长程连接不足的特性，使得孤独症大脑的活跃区更集中在几个相互分离的大脑区域。安德森和他的同事们使用 fMRI 技术的一个变种——功能性连接 MRI，研究了整个大脑皮质的所有连接，他们获得了 7 266 个大脑区域连接测量数据。在 40 位男性孤独症青少年及 40 位相同年龄的普通男性青少年作为对照组的研究中，安德森小组发现，利用他们建立的连接数据模型，判断一个新的大脑样本是否属于孤独症谱系障碍人士的准确率可以达到 79%。如果研究对象的年龄小于 20 岁，诊断准确率则可以达到 89%。

这个诊断精度和其他研究小组的其他模型的诊断精度在同等范围。路易斯维尔大学的研究人员在 2011 年的一项 MRI 研究中发现，对 17 名孤独症谱系障碍被试和 17 名普通被试作为对照组的研究表明，通过测量胼胝体的中心线长度区分两种大脑，精度达到 82%~94%。

在 2011 年的另一项 MRI 研究中，斯坦福大学医学院和露西尔·帕卡德儿童医院的研究人员没有应用结构性 MRI 观察大脑某部位的尺寸，而是观察了大脑灰质的拓扑结构——大脑的沟回模型。在 24 名孤独症儿童和 24 名普通儿童（处于 8~18 岁年龄段）参与的研究中，他们在默认网络系统（与白日梦相关的神经系统模式，其他大脑区域处于无任务的休息状态）中发现可以区分出两组的差异。而且和正常值差异最大的样本恰恰对应了最严重的外部交流障碍表现。特别是对后扣带回皮层^①的体积测量，区分两类大脑的精确度达到了 92%。

不过，尽管这些模型的诊断精确度达到了 90%，也不足以让研究人员声称发现了孤独症诊断的生物学标志，但这些研究在 10年前还是不可想象的，这也足以让研究人员有信心继续向改善测量和算法方向迈进。

未来研究的另一个方向是将神经影像技术应用于年龄更小的群体。正如犹他大学的安德森所说："用测量和算法诊断一个孤独症青少年的大脑并没有实际意义，因为我们已经知道他有孤独症。"诊断对象的年龄越小，就可以越早对其开始早期干预；早期干预开始得越早，对其一生的影响就可能越大。

能够扫描多小的孩子取决于技术的发展。例如 fMRI，需要被试对外界刺激产生反应，以便记录其大脑内部产生的相应活动，所以儿童需要达到一定年龄（能够具备一定的神经反应能力）反应刺激内容。结构性 MRI，包括 DTI，不依赖大脑的反应活跃度，所以研究者们可以针对年龄更小的孩子进行研究，特别是年龄小到还没有展现出孤独症行为特征的孩子。

北卡罗来纳大学教堂山分校的研究人员在 2012 年的一项 DTI研究中选取了 92 名婴儿，他们的哥哥或姐姐已经被诊断为孤独症，所以他们被认为是高危人群。研究者扫描了这些 6 个月大的婴儿的大脑，之后在他们 24 个月龄时进行行为诊断（对绝大部分婴儿也进行了更深入的扫描研究）。行为诊断结果是，其中 28 名

① 译注：扣带回位于大脑半球内侧面胼胝体上方，介于胼胝体沟与扣带沟之间的脑回，主要调节自主性反应、躯体运动和行为变化。

儿童符合 ASD 的诊断标准，其余 64 名则不符合。那么符合 ASD 诊断的这组孩子的大脑白质神经纤维轨迹和不符合 ASD 诊断的那组孩子的大脑白质神经纤维轨迹是否有区别呢？研究者的结论是，在 15 个被研究的神经纤维轨迹中，有 12 个展现出和对照组的有区别。这些后来被诊断为 ASD 的婴儿在 6 个月大的时候，相比其他婴儿显示了更高的各向异性分数（FA）[①]。通常这被认为是好的现象，因为高的 FA 说明存在更强的神经回路[②]。不过在 24 个月大的时候，这些被诊断为 ASD 的儿童的 FA 值更低，说明他们的神经回路变弱了。为什么 ASD 婴儿在 6 个月大的时候神经回路强于正常发育婴儿的？那么在他们年龄更小的时候会不会更强呢？研究者还没有结论，不过他们已经要开展针对 3 个月大婴儿的研究了。

　　未来研究的另一个目标是发展新的神经影像技术，寻找大脑中更精细的细节，我幸运地亲身参加了一项最新技术的实验。

　　高清晰度纤维跟踪（High-Definition Fiber Tracking, HDFT），一项从 DTI 发展出的全新技术，是由匹兹堡大学学习研究与发展中心设计的，中心的资深科学家沃尔特·施耐德（Walter Schneider）解释说，HDFT 是美国国防部要求他们开发用来研究创伤性脑损伤的设备，"他们对我说，需要一种能够探测脑损

---

　　① 译注：各向异性分数是（Fractional Anisotropy, FA）DTI 技术中测量的一个参数，表示水分子在空间位移的程度和所在组织结构的方向性有关。FA=0，代表弥散不受控制；FA 接近 1，代表组织非常规则，具有方向性。

　　② 译注：神经回路是神经元与神经元通过突触联系，构成的复杂的信息传递和处理的通路或网络。它是神经活动自我调节的结构基础。

伤的设备，就像 X 射线仪能够探测骨科创伤一样"。

这个研究小组在 2012 年 3 月的《神经外科杂志》(*Journal of Neurosurgery*) 上发表论文后，这项技术获得了大量媒体关注。论文报告了一个 32 岁男性案例，他驾驶越野摩托车在一次严重车祸中发生脑受损（因为没有戴头盔）。HDFT 扫描精确地显示了神经纤维损伤的位置和状况，使得研究小组能够精确预测患者后续的运动障碍——严重的左手无力。施耐德解释说："这是其他标准临床测试无法做到的。正如你身体中有 206 块骨头，你的大脑中有大量的神经主干线。你在街上随便叫住一个人让他画出损伤的骨头的样子，几乎每个人都能画出合理的图像。如果你让他们画出一个损伤的大脑，大部分人，包括大脑研究领域的大部分人，不可能画出任何细节。"

真的？包括大部分大脑研究领域的研究人员？

施耐德说："一个模糊的骨头图像无法让你做出明确诊断，一个模糊的大脑图像也是如此。我们利用改进的 DTI 技术，使得获得清晰的神经纤维图像成为可能。"

虽然 HDFT 目前的研究重点是创伤性脑损伤，但施耐德小组的长期计划中还包括绘制大脑信息"高速公路"的全貌。几年来，我都用高速公路网比喻大脑中的神经回路，显然不是我一个人在这样做。而 HDFT 技术的高清晰度模式已经为我们展示了大脑高速公路网的比喻是多么形象。

在普通 DTI 技术绘制的大脑神经通道图像中，无论"高速路""引桥"还是"立交桥"都在二维平面上。如果你想知道一个神经纤维从哪儿通到哪儿，那种"地图"很有效。它可以向你展示 I-94 州际高速公路和州内 45 号公路非常临近，展示它们的纵横交错，但你无法看到它们是如何交错的，是通过一个十字路口交叉，还是通过一个立交桥？普通 DTI 技术无法回答这个问题，但 HDFT 可以。HDFT 还能立体化追踪每条神经纤维，把每条通道在很长的轨迹上分清楚。用这种技术追踪神经纤维的效果超过以往任何一项技术，它可以从头追踪到尾。

　　这种技术甚至会显示一个受损的神经回路是否还有信号，是否完全停止传输。（作为生物学家的我都惊呆了，这项技术实在太酷了！）

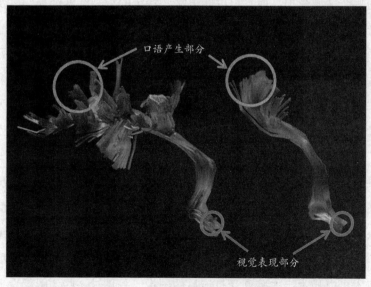

图2.4　我的大脑（左）和对照组大脑（右）的HDFT图像对比

　　每一条纤维都展现了前所未有的光彩和细节。它可以展示出我的口语产生部分相比对照组显得非常混乱，而在视觉表现部分上没有区别。

©Walter Schneider

我不想过分夸大 HDFT 的作用，虽然这项技术非常重要，但它还不可能完全揭示大脑的所有谜题。正如施耐德所说："我对神经科学最着迷的地方是，你设想了 5 种大脑做某项任务的方法，最后发现它用了 10 种。5 种是你设想到的，5 种是你想象不到的。"尽管 HDFT 依然存在局限性，但它将会在大脑诊断领域，特别是脑损伤领域，产生几个关键的影响。

首先，诊断结果将更精确。目前利用最先进的 DTI 技术可以收集 51 个弥散张量方向的数据，而 HDFT 可以收集 257 个弥散张量方向的数据。就结果来说，通过 HDFT 我们不仅可以获知大脑的哪个区域受损，而且可以知道哪些特定的神经纤维受损，以及受损神经纤维的数量。

其次，诊断结果将更有说服力。如果发生运动员突然倒地死亡事件，大众会纷纷猜测事故的原因——从过度疲劳到心脏病发作，因为悲剧是可见、直观且即时发生的，大众的这种猜测行为没什么错。之后尸检报告出来了，明确这名高中橄榄球运动员死于心肌梗死，那名大学篮球运动员死于心脏动脉瘤破裂。不过如果是脑损伤事故，就缺乏类似的准确病理报告，也无法马上得出结论。若一个橄榄球运动员遭受了脑震荡，或者一位拳击选手的头部遭受了几次严重击打，其大脑损伤的影响可能在几年或几十年内都无法获得检测。HDFT 的出现可能会改变这个局面，这项技术可以显示出大脑遭受打击后的图像。我见过一些，图像看上去一团糟，连一个没有医学学位的人都能轻易分辨出脑震荡后的大脑和对照组的区别。

施耐德还说："在脑损伤的案例中，我们会寻找神经通道的破损。不过在孤独症大脑中，我们需要寻找异常的生长模式所形成的结构异变，无论这种异变是遗传导致的还是发育导致的，或由其他因素所致。"

我被邀请去施耐德的实验室参加扫描实验，这是一个电视节目的内容。实验结束之后，施耐德向我解释，他从我大脑的图像上寻找那些至少和对照组有 50% 以上差异的大脑区域，发现有两个区域的差异非常明显。

一个是我的视觉通道非常大，是对照组的 400%。

另一个是听觉系统中"描述你看到的"那个连接非常微弱，只有对照组的 1%。这一发现合乎我的行为特征。在我的第一本书《浮出水面》（*Emergence*）中，我回忆了我在儿童时期出现的语言问题："类似口吃，我知道那个词但怎么都说不出来。"

我要求施耐德详细解释他的发现，因为我们依然处于大脑探索的初级阶段，他的解释还属于假说。不过这就是科学研究运作的方式，先收集信息（扫描我的大脑），利用信息形成一个假说，然后设计新的实验验证你的预测。

施耐德解释说，婴儿从出生到 1 岁期间会发展出两项活动能力，研究儿童发育的科学家称之为"语言探索"和"运动探索"。语言探索是指婴儿通过不断发出似乎没有意义的呢喃声分辨自己发出的声音听起来到底像什么；运动探索是指婴儿通过做出大量行为观察自己的运动看起来到底是什么样子，比如通过摆手观察自己手部的运动方式。在这个过程中，婴儿不断探索自己的行为是如何与外部世界产生联系的，他们的大脑不断建立起新的连接，最终使得和世界互动变成可能。在语言探索中，神经纤维在大脑的"你听到了什么"和"你说的是什么"两个区域之间建立起连接；在运动探索中，神经纤维在大脑的"你看到了什么"和"你在做什么"两个区域之间建立起连接。

在1岁到2岁期间，儿童进入说单词的阶段。大脑在这个时期的变化是在语言探索和运动探索时期形成的两套神经纤维回路系统之间产生连接。大脑连接了"你看到了什么"和"你说的是什么"，也就是儿童会说出"妈妈""爸爸""球"等词汇。

施耐德猜测，在说单词阶段出现的什么因素干扰了我的大脑发育的正常过程，使得在"你看到了什么"和"你说的是什么"这两个区域之间没有产生足够的神经纤维连接，这就是我大脑中只有对照组1%的那个部分。为了补偿这个缺陷，我的大脑形成了新的神经纤维，它们试图扩张到一些地方，也许是任何地方，但最终主要集中在视觉区，而不是传统的语言产生区，这就是我大脑中对照组400%的那个部分。

沿着这个思路猜测，施耐德认为我在婴儿探索阶段的大脑表现可能是正常的，但在1岁到2岁期间的语言发展阶段明显戏剧性地停滞了。这个假说和大多数孤独症孩子的父母观察出的儿童发育模式一致。

施耐德说，这就是他目前的观点。不过他也强调，他的描述仅仅是一种猜测，还需要更多的数据、更多的大脑扫描，特别是来自婴儿发育过程中的大脑图像印证。他说："我们之前还从来没有用这样的技术测量大脑细节，我们小组现在要开展的项目就是要图解整个发育过程中大脑的变化。"

施耐德原先并没有计划让HDFT技术从诊断脑损伤应用

到图解孤独症大脑的异常发育，不过电视节目《60分钟》（*60 Minutes*）的记者莱斯利·斯塔尔（Lesley Stahl）的提问改变了施耐德的计划，于是施耐德来问我是否可以为了这个节目让他扫描我的大脑（原来的电视节目并没有计划要扫描我的大脑），从而充实这个节目中涉及孤独症的问题。为了不给绝望的孤独症儿童的父母带来不现实的希望，施耐德要求斯塔尔在节目中提到，用HDFT扫描孤独症人士的大脑不可能近期内在医院中实现，还需要至少10年的时间，普通医院才可能配备这样的设备，而要使用HDFT进行精确的孤独症诊断就更遥远了。斯塔尔同意了这个要求，不过施耐德记得斯塔尔还是提出了一个大众非常关心的问题："如果一位妈妈有个4岁的孤独症孩子，就最乐观的估计来说，这个孩子最早要到14岁才能用HDFT这样先进的扫描技术获得一个生物学上的诊断显示大脑的损伤程度。这样漫长的等待就意味着，在这十年间，或更长时间内，他们可能在不断尝试一些不必要的治疗手段，或者必然会失败的治疗手段，而失去了可能与孩子建立更有效的交流和教育孩子的机会。对于科学界和整个社会来说，有什么办法可以让这个速度变得更快，比如说缩短到5年？"

施耐德回答："这就是我现在已经开始从事孤独症研究项目的原因吧。"

科学的发展往往是由新技术推动的。想想伽利略和天文望远镜，他是那个时代第一批用望远镜望向星空的人，而他发现的东西永远改变了我们对宇宙的认识：月球上的环形山，木星的卫星们，土星的环，以及很多很多肉眼看不到的星星。对神经影像学来说也是如此。你可以认为我们在通过"大脑镜"收集数据，回答我们之前提出的关于孤独症大脑的两个问题：孤独症人士的大脑和普通大脑看上去有什么区别，以及孤独症人士的大脑和普通大脑在功能上有什么区别。

当我们了解了对大脑不同区域之间的生物连接形态的研究，以及目前孤独症诊断的行为标准之后，我们还没有涉及孤独症表现的背后根源是什么，也就是第三个问题：这些异常是如何形成的？

为了回答这个问题，我们必须了解遗传学方面的研究。

附加说明

神经影像技术存在局限性。为了理解和判断神经影像技术的最佳用处，我们要看看这些技术能做什么，不能做什么。

• fMRI 不能记录人类所有活动中大脑的活跃状态，它只能观察一个人长时间静止平躺的时候，大脑中的活动和反应。

• 在记录神经影像的过程中，被试的大脑需要保持静止不动。最近有几项研究指出，随着普通儿童的发育成长，大脑中的短程连接会变弱，长程连接会变强。神经科学家认为这个发现对于理解大脑发育成熟的过程非常关键。但是，之后来自同一小组的研究表明，如果他们考虑了大脑的运动状态，这个变化就消失了。研究负责人说："这简直太糟了，我过去 5 年内最喜欢的研究结果是不真实的。"

这个发现没有使科学家重新考虑之前的每一个大脑扫描研究的结论是否都是不真实的，但的确给了研究人员一个严重警告：

他们在研究中必须要考虑到大脑在运动状态下和静止状态下的扫描是存在差异的。这个问题在针对孤独症人士或其他发育障碍人士的研究中特别重要，为什么呢？因为孤独症人士也许是所有被试中最难保持头部长期静止的一个群体。虽然研究人员目前在努力尽快分析出如何考虑神经影像研究中头部运动带来的影响，不过即使他们成功了，也将面临一个挑战，如何特别处理孤独症人士的头部运动数据，也许用处理对照组的常规方法是不可行的。

甚至即使能保证孤独症人士保持长期头部静止状态，神经影像结果也有可能是不准确的。我自己有过亲身体验。在一项 fMRI 研究中，我经历了一个飞行模拟过程。首先，我滑过了大峡谷，接着掠过麦田，之后飞过山顶，然后我就头晕了。当被固定在扫描圆筒里的时候，晕车可不是什么好的感受，所以我只能闭上眼睛。这时无论扫描出的图像是什么，肯定都不是被期望的大脑状态了。

• 目前最好的神经影像技术也无法探测到真正的神经元活动。神经元兴奋时最快每秒钟会发出几百个脉冲，不过信号本身要经过几秒钟才能释放到突触裂隙，兴奋状态历经几十秒不散。教科书上的这些时间描述反映了大脑神经元的真实活动吗？我们不知道，我们目前还无法真正捕捉大脑神经元水平上的活动。正如《科学》（Science）杂志上的一篇文章所说，"使用 fMRI 窥探神经细胞就好像使用冷战时期的卫星窥探人的活动，只有大型的活动才能被探测到"。

• 局限性还可能来自研究人员自身，他们必须非常谨慎地解释实验结果。例如，他们不能假设，如果大脑的某部分亮起，那么这部分一定是被研究的这个任务完成的重要因素。在一项研究中，研究人员发现当被试从事某项特定练习时，海马表现活跃，不过研究人员在另一项实验中发现海马产生病变的实验者也有能力完成这个练习。所以说，海马被激活的确是第一位被试的反应，但不是大脑需要完成这个任务的必要条件。

• 研究人员还不能假设，如果一位患者存在异常行为，而且被发现大脑某个部位有损伤，那么就说明找到了这个异常行为的生物学根源。我记得我在研究生院上神经学课程时，曾经就怀疑过把一个异常行为和大脑的某个损伤直接联系起来的推理是错误的。我想象我打开了一个老式电视机的后盖，剪断了电线。如果图像消失了，我是否能肯定我剪断了掌管图像的那根线？不能，因为其中有很多条线被切断都可能导致图像消失，我可能是切到了连接到天线的那根线，可能是切到了电源供应线，也可能我只是在移动中拔掉了电源插头——不是因为我切断了某根线。那么在电视机中，是否有那么一些部件可以被称为图像产生中心？也不能这样说，因为图像的呈现不仅依赖于一个特定原因，而是很多因素协同作用的结果。而这恰恰是研究人员通过近些年对大脑的探索和认识得出的结论——很多脑功能不仅和某个特定来源（比如大脑的某个区域）相关，而且关联到更大范围的神经网络。

所以，如果你曾经听说 fMRI 可以告诉我们某个人的政治倾向是什么，或者预测某个人对广告会产生什么反应，或者判断一个人是否在说谎，请不要相信这样的说法。目前对大脑的科学研究成果还远远到不了这么复杂的判断水平，也许永远都到不了。

第三章　测序孤独症

2012年9月6日，我正在机场消磨候机时间，翻阅报刊，视线扫过新闻大标题，突然《纽约时报》上的头版标题引起了我的注意："研究发现DNA路线图。"我拿起报纸开始仔细阅读："人类基因组中至少存在400万个基因开关，这些基因开关位于一些DNA片段中，这些DNA片段曾被认为是没用的'垃圾'，但事实证明，它们在控制细胞、器官和其他组织的行为中起到了关键作用。"

哈，这一天终于来了，我想。我从来不认为"垃圾"DNA（junk DNA）[①]这个概念是正确的。我在读研究生时接触了"垃圾"DNA这个概念，在《科学》和《自然》杂志上读过相关论文。"垃圾"DNA不是一个昵称，虽然听上去很像，这是一个科学名词。被称为"垃圾"是因为它们不像那些参与蛋白质编码的DNA[②]，"垃圾"DNA仿佛没什么用处。

很难想象大量DNA是没用的。DNA的双螺旋结构经常让我

[①] 译注：junk DNA，也可译为"无用"DNA。本书译为"垃圾"DNA，与计算机程序的"垃圾"相对应。

[②] 译注：参与蛋白质编码的DNA片段称为基因，也称为编码DNA，携带遗传信息。

联想起计算机程序，你不会在计算机程序里写大量无用的代码。我一直认为这些"垃圾"肯定有用处，也许是程序得以运行的操作系统环境。如果你打开计算机，发现大量奇怪的文件，你可能会疑惑它们的用处，不过你绝不会马上下结论说它们毫无用处，而且你绝不会想要把这些文件的二进制内容随便颠倒几个 0 和 1 看看会发生什么。同样对于"垃圾"DNA，我猜想如果搞乱了一些内容，基因的"计算机系统"也许就不工作了。

像我一样对"垃圾"DNA 无用论产生怀疑的人很多。近年来，科学家对"垃圾"这个名称使用得越来越少，事实上，遗传学家已经开始使用另一些名词：非编码 DNA 或者暗物质，这两个名词都暗示这类 DNA 是未知的，并不是垃圾。伴随这么多年的疑惑，如今我站在机场阅读到这篇为"垃圾"DNA 平反的报道，总归是好事，但这还不是马上跳入我脑海的想法。

《纽约时报》上的这篇文章，包括那天和那一周出现的其他关注非编码 DNA 不是"垃圾"的文章，都源于一个大型的联合研究项目：DNA 元素百科全书（Encyclopedia of DNA Elements, Encode）。这个项目的成员包括来自全球 32 个实验室的 440 位科学家，第一阶段的 30 篇研究论文在新闻出现的前一天发表在《自然》《基因组研究》（Genome Research）和《基因组生物学》（Genome Biology）杂志上。2001 年发表的人类基因组图谱[①]，由公共基金资助的国际人类基因组计划（Human Genome Project）

---

① 译注：2001 年科学家发表的人类基因组图谱为人类基因组序列草图，所测序列中仍有 8% 的"空白"间隙。2022 年国际科研团队"端粒到端粒联盟"（TZT）在《科学》杂志上发表了第一个人类基因组完整序列。

和私人企业塞雷拉基因组公司各自独立完成，这个图谱就好像从太空拍摄的地球照片。正如一位科学家对《时代周刊》的记者所说的那样，Encode 的目标是绘制"电子地图"，告诉我们每条路在哪里，每个时间段路上的交通如何，哪里有最好的餐馆，某个城市、医院或河流在什么地方。也就是说，人类基因组计划告诉我们人类的基因组是什么，而 Encode 计划将要告诉我们人类基因组的功能是什么。

《纽约时报》上的这篇文章真正吸引我的部分是解释基因组的功能。为了了解其重要性，你首先要理解 DNA 是什么。我们都知道 DNA 双螺旋的样子，这种生物大分子由看似无穷组合的 4 种碱基排列而成[1]：腺嘌呤（A）、胞嘧啶（C）、鸟嘌呤（G）和胸腺嘧啶（T）。我们在书上常见的像拼装玩具模型一样的双螺旋图展示的是一个完全打开的 DNA，但事实上 DNA 紧密地盘绕在一个微小的细胞核内。通过观察自然状态下的 DNA 形态，Encode 研究人员告诉《时代周刊》的记者："那些 DNA 暗物质的小片段和它们所控制的基因距离非常近。"

这才是让我感觉到头脑风暴的时刻。

如果你设想 DNA 是紧密缠绕的线——当我站在机场，手里拿着《纽约时报》，我的图像思维中马上浮现出线圈的样子——那么一个非编码 DNA 就可以对它周围的编码 DNA 启动开关功能，哪怕在序列上它们隔着成百上千个碱基对。在一个伸展的双螺旋模型上，它们之间的距离相当大，但在一个密集盘绕的双螺旋中，

---

[1] 译注：人类细胞中最大的 1 号染色体中，有 2.2 亿个碱基对。

它们可能紧密地挨在一起。

我已经等不及要看最新一期的《自然》杂志了。当飞机降落在丹佛，我直接驾车去了邮局，但我订阅的杂志还没到。我都不好意思说我在之后的每一天里是多么焦虑不安地在邮箱前徘徊，杂志一来我就马上陷进了阅读中。其中特别吸引我的是这篇文章，文章标题为"基因启动子的长程相互作用"（The Long-Range Interation Landscape of Gene Promoters）。我特别欣赏这篇文章里摘要中的结论句："我们的研究结论是，需要开始把基因和控制元素放在三维空间中考虑，揭示它们的功能关系。"

不过当我浏览过这期《自然》杂志的所有文章后，我意识到最重要的内容并不是在某一篇文章中，而是所有这些文章给我的整体印象。放在一起，它们让我意识到我们目前的遗传学知识还如此的少。

像神经影像学一样，遗传学研究也还处于婴儿时期，可以想象100年后的人们会认为我们目前的知识水平是多么低下。问问你自己如果我们把一台笔记本电脑和一个闪存卡传送回100年前，那时的科学家是否有能力探索出图像是怎么存储在闪存卡上的。如果我们慷慨一点，传送回去100台笔记本电脑，让他们可以做一些破坏性实验，那么那些科学家会如何了解闪存卡和芯片的内部结构呢？他们肯定会画出芯片的解剖图，给每个元件起一个冠冕堂皇的拉丁名字（比如，大脑的情感中心叫杏仁核，是来自杏仁的拉丁名字，因为它长得像杏仁；再比如，大脑的文件存储中心叫海马，是来自海马的拉丁名字，因为这个存储中心长得像海马）。另外，那些科学家还可能会假设所有这些元件放在一起的

名字叫 "Intel"，因为电脑外面写着 "Intel inside"。但是，我相信 100 年前的科学家肯定无法搞清闪存卡到底是怎么运行的。

这就像我们现在面对人类大脑和基因组的样子。

作为一个科学家，面对几乎一无所知的全新领域，会产生按 捺不住的好奇心：有那么多未知需要探索，有一个绝佳的机会可 以做最基础的全局性的研究，在一个领域还没有被分割得狭隘和 专业化之前，会遇到一个问题接着一个问题。还有什么比这更能 让科学家们感到兴奋的呢？

但是，对于目前焦虑地等待科学成果的孤独症孩子的父母们， 科研知识贫乏的现状会让他们陷入更焦虑的状态。

不过在遗传学这个领域，针对孤独症的研究已经有了一个坚 实的基础。仅仅在十几年前，我们才明确了孤独症的根源和遗传 学的关系，这已经是一个巨大的进步。和孤独症相关的遗传学研 究是从 1977 年才开始的，有一篇针对双生子的研究论文，样本很 小，但结果是惊人的。孤独症患病率的一致率（双生子中出现共 同症状的比例）在同卵双生子中是 36%（11 对双生子中的 4 对）； 在 10 对异卵双生子中，一致率为 0。36% 的一致率并不大，不过 要记得，这是在 *DSM-III* 出版前三年，那时还没有对孤独症的正 式诊断。依据目前的诊断标准，同样的样本中，同卵双生子的 一致率为 82%（11 对中的 9 对），异卵双生子的一致率为 10% （10 对中的 1 对）。1995 年的后续研究中，样本数量增加了一 倍，得出的比较结果是同卵双生子的一致率为 92%，异卵双生 子为 10%。

因为同卵双生子出自同一个受精卵，DNA 相同（除去基因突变因素），这些研究结果强烈支持孤独症的根源来自遗传的观点。但遗传因素的影响不是绝对的，如果同卵双生子中的一个有孤独症，另一个有孤独症的概率会非常高，但不是100%。为什么呢？

我们对同卵双生子的其他微妙差异也可以问相同的问题。父母通常很容易区分他们，在某些情况下，同卵双生子的一些特征的差异明显到外人也能分辨他们。一个原因是尽管基因类型（受孕时的 DNA）在同卵双生子中是完全相同的，但基因在细胞中的工作方式可能会不同（表现型）。另一个原因是他们出生时的基因可能会不同，因为双生子的一个或两个中产生了自发性基因变异。这两个原因导致同卵双生子具有不同的表现——个体的物理外观、智力和人格。

当然，了解遗传学在孤独症中的重要性只是一个开始。下一个问题是：哪些基因导致了孤独症？

甚至在21世纪的头几年，都有一些研究人员抱有希望，孤独症可能是由单个 DNA 上的一个或几个基因偏差导致的。他们猜测孤独症可能和唐氏综合征类似。研究人员在 1959 年发现，唐氏综合征产生的原因是 21 号染色体上的额外复制——这是第一次发现基因复制数量的变化会导致智力障碍。在唐氏综合征中，因果关系明确，特定的染色体问题导致了特定的综合征。遗传学家在针对和孤独症相似的雷特综合征的特定因果关系基因寻找中也获得了一些成功，X 染色体上的蛋白质 MECP2 的缺陷是引发雷特综合征的关键。结节性硬化症（一种导致肿瘤生长的罕见遗传性疾病，通常接近一半的人会同时患有孤独症）患者的 TSC1 和 TSC2 两个基因中的一个有所改变。脆性 X 综合征是一种常见于男孩的精神发育迟缓，可能被诊断为孤独症，而此症是由于 X 染色体上的 FMR1 基因改变所导致的。

但是，孤独症的遗传学没有这些疾病这么简单，远远不止这么简单。

在 2001 年人类基因组计划的基因图谱绘制之后，19 个国家的几十个研究所合作开启了孤独症基因组计划（Autism Genome Project, AGP），他们在 1 400 个家庭提供的基因组数据样本基础上，配置出了基因芯片（基因芯片技术比传统的测序方法具有更高的分辨率），他们得以在一个单独芯片上一次观察几千个 DNA 差异，而不用一个一个地测定。研究人员使用这一技术观察了每个样本的基因组，所有 23 对染色体及在之前研究中任何被定位为可能和孤独症有关的基因区域。

2007 年，当孤独症基因组计划第一个阶段告一段落的时候，研究人员在《自然基因组》（*Nature Genetics*）杂志上发表了一篇文章，文章中提出了几个特别的基因区域，有可能和孤独症的根源相关。其中较有希望、值得进一步研究的是在用来编码神经连接蛋白（neurexin）的基因上的一个变异，神经连接蛋白与神经配蛋白（neuroligin）直接相连，控制两个脑细胞如何通过之间的突触产生连接。在大脑发育中，这些连接在指导神经元指向正确的目标及形成大脑信号通道中起了关键作用。孤独症基因组计划的这个发现强化了之前的研究：SHANK3 蛋白的变异，它在突触上与神经配蛋白的相互作用，同精神发育迟缓和孤独症谱系障碍的风险有关联。

除了指导未来研究方向之外，这篇文章也总结了参与孤独症基因组计划的科学家们在探索基因变异上的策略。他们重点寻找基因拷贝数变异（Copy Number Variation, CNV）——DNA在亚显微水平上的重复和缺失，或DNA区段的重排。这些变化可能出现在染色体的不同长度和位置上，都有可能破坏基因功能。

CNV的原因是什么？大多数是遗传。在某个时间，不规则性变化进入基因库，并传递了很多代。但还有一些CNV不是因为遗传，它们是自发的，可能出现于形成受精卵之前的卵子中或精子中，或者在受精卵刚刚形成的时候，这被称为新生突变（de novo mutation）。

很多CNV是良性的，遗传学家估计每个基因组（每个人具有的独特DNA）可能含有几十个新生突变。这是导致每个人独特性的根源之一。而新生突变是否和孤独症有关联呢？

发表于2007年《科学》杂志上的一篇关于264个家庭的研究论文提出并试图回答这个问题。作者在结论中说："这些新生突变的确使得ASD产生的风险比我们之前认为得更大。"研究针对家庭中没有其他孤独症个体的孤独症儿童，其中的10%（118个中的12个）带有被高度怀疑和孤独症相关的新生CNV，但只有1%（196个中的2个）的对照组儿童（家庭中没有任何孤独症人士）带有这类新生CNV。在之后的5年内，这个论文被引用了至少1 200次，因为该论文显示了"某些新生CNV和孤独症之间存在较强的关联"。

希望孤独症源于一个或很少基因变异的可能性越来越小。在孤独症基因组计划的第二个阶段结束的时候（2010年），研究人员测序了996名在美国和加拿大被诊断为孤独症谱系障碍的小学生，同时测序了他们的父母，以及 1 287 名对照组儿童，科学家辨认出几十个和孤独症可能相关的新生 CNV。2012 年，遗传学家们把和孤独症谱系障碍可能相关的新生 CNV 的数目提高到了数百个。

让研究变得越来越复杂的是，很多 CNV 在孤独症组样本中即使不是特例，也是非常罕见的。2007 年那篇发表在《科学》杂志上的论文作者评论说："在我们测序的样本中，没有一种基因组的突变模式被观察到超过两次，绝大多数模式只被观察到一次。"在 2010 年，孤独症基因组计划第二阶段研究成果出版后，加州大学洛杉矶分校的人类遗传学和精神病学教授斯坦利·纳尔逊（Stanley Nelson）说："我们发现孤独症组儿童相比对照组儿童带有更多的缺陷基因，但困难之处是，每个孤独症孩子在不同的基因上展现出不同的缺损。"2012 年 9 月《科学》杂志上的一篇文章说："在孤独症谱系障碍方面有大量新兴的生物学研究，这些研究在寻找可能与孤独症相关的新生 CNV 方面获得了惊人的进步，但是，每一个突变模式都没有出现在超过 1% 的孤独症案例中。"

遗传学家有时候会谈到多对一的关系：很多个候选突变，一个最终结果。不过这个最终结果是特定的吗？它是否可以成为孤独症诊断的一项生物学标志，或者明确形成孤独症的一个症状？和神经影像学的研究一样，通过遗传学研究探索孤独症的根源也因为遗传异质性变得非常复杂。孤独症本身就包含有大量特征行为，每个个体表现出的特征都不相同。也许我们本来就不应当期望孤独症的遗传学研究能够提供一对一的突变和诊断的关系。

事实上，研究人员发现一些基因突变可能和一系列的"最终结果"相关，包括智力障碍、癫痫、注意缺陷多动障碍（Attention Deficit and Hyperactive Disorder, ADHD）、精神分裂症，也就是一对多的关系，也称为基因多效型。目前孤独症的诊断基于行为观察，而某些特征行为的确不仅仅存在于孤独症的诊断标准中，还存在于其他疾病的诊断标准中。如果研究人员知道孤独症的标志行为特征（若它们真的存在的话），那么寻找遗传学根源可能还会相对容易一些。正如阿肯色儿童医院研究所的神经遗传学专家布拉德利·谢弗（G. Bradley Schaefer）所说："关键是要找出针对某个条件，什么差异是最关键的，什么差异是次要的。"

如果我们无法明确回答这个问题，研究人员就不得不采用其他方法确定和孤独症相关的基因。例如，孤独症基因组计划采用的寻找和孤独症相关基因突变的模式，或者至少构建某种模式的策略。研究人员发现，很多和孤独症可能相关的基因属于已知可以影响脑细胞增殖和脑细胞信号传导的类别，这个模式和之前发现的神经连接蛋白、神经配蛋白和 SHANK3 蛋白的相关性一致。

在 2012 年，有三个研究小组独立设计了相同的新方法寻找新生突变，他们互补性的研究结果在一期《自然》杂志上刊登了。他们的策略是只选家庭中没有其他孤独症个体的孤独症儿童，然后使用外显子组测序（只针对全基因组的外显子区域测序）确定单字母新生突变。如果他们发现一个新生 CNV 至少存在于两个孤独症个体中，而那个新生 CNV 不出现在任何其他非孤独症个体中，那么他们就认为这个突变是对孤独症有贡献的因素之一。

其中一项研究由耶鲁大学医学院儿童研究中心的神经遗传学家马修·斯泰特（Matthew W. State）主持，样本包括 200 位孤独症儿童及其非孤独症父母和兄弟姐妹。研究结果显示，有两位儿童携带同样的新生 CNV，并且在非孤独症组中不存在。第二项研究由西雅图华盛顿大学的埃文·艾克勒（Evan E. Eichler）主持，采样于另外的 209 个家庭，研究人员发现其中一个孤独症孩子携带有与耶鲁大学的孤独症组中某一个孩子相同的新生 CNV，而这个新生 CNV 也没有在非孤独症组中出现。另外，华盛顿大学的孤独症小组还发现在他们的孤独症组样本中有两位儿童带有同样的另一种新生 CNV。第三项研究是由哈佛大学马克·戴利（Mark J. Daly）主持的，研究小组观察了三种新生突变，一种来自耶鲁大学，一种来自华盛顿大学，一种来自两个研究小组共享的样本数据。研究人员选择了来自其他家庭的基因组样本，发现有一位孤独症儿童同时携带这三种新生 CNV，显示出这三种新生 CNV 和孤独症之间可能存在关联。

来自这三项研究的另一个发现也值得关注——源于父亲的 CNV 是源于母亲的 4 倍。这个发现被几个月后另一篇发表在《自然》杂志上的论文所强化，论文中说，父亲的年龄和新生突变的发生率之间存在关联。对我来说，这篇论文是又一篇让人情不自禁拍着大腿说"当然是这样啦"的论文。精子由精原细胞分裂而来，大约每 15 天分裂出一批，经历了复制、复制再复制。父亲的年龄越大，精子中因为复制错误而引起的突变数量就越多。而突变的数量越多，产生可能和孤独症相关的突变的风险就越高。[①]

但即使遗传学家明确了一种新生突变和孤独症之间的关联

---

① 原注：就个体而言，增加风险的可能性非常低，只有在人口基数足够大的情况下，风险增加才会产生统计学意义上的显著性。

（同时忽略这个突变和其他疾病有关联），他们依然无法知道单纯靠这个突变是否就足以产生孤独症特征，或者一个特定的孤独症特征的产生是否依赖于某几个突变的组合。最近几年内，很多人倾向于"多重打击"（multiple-hit）假说，这在很大程度上归功于华盛顿大学艾克勒实验室的大量研究成果。艾克勒这样解释他们的发现："大脑的发育可能对'剂量失衡'非常敏感。"一次袭击，即一种可能足以损害健康的基因突变，也许能够引起巨大的破坏；而两次，只能祝你好运了。

其他一些实验室的研究强化了这个结论。例如，2012 年的一项研究分析了 SHANK2 基因的突变（这也是编码突触蛋白的基因，就像 SHANK3 蛋白、神经连接蛋白和神经配蛋白），这个突变可能属于和神经回路有关的、同孤独症相关的基因变异，但还需要进一步研究的支持。这个研究基于 851 个孤独症样本和 1 090 个对照组样本，结果显示有三个孤独症样本带有新生 SHANK2 突变，同时也携带之前发现的，被长期认为和孤独症相关的 15 号染色体某片段上的基因突变。

巴黎大学的遗传学教授，这项研究的负责人托马斯·布尔热龙（Thomas Bourgeron）说："对于这三个样本，就好像基因组无法应对额外的新生突变，可能就像是硝基和甘油，如果分开没问题，但混合起来的话，你就要非常小心了。"

作为外行人，"多重打击"这个假说在我过去 20 多年见过的家庭中，经常被观察到。我注意到有大量的孤独症儿童，他们的父母至少有一位展现出轻微的孤独症特征。而重度孤独症儿童的父母通常双方都展现出部分孤独症特征。如果父母双方都产生了某种 CNV，这种 CNV 会提高患孤独症的风险，那么这个家庭的孩子中患有孤独症的比例就也会提高。无论父母哪一方有孤独症特征，只要孤独症特征表现越多，他们的孩子可能出现问题的概率就越大。

目前我们只讨论了遗传异质性和新生突变，这是目前最受关注的两个概念。不过遗传学家也会研究妊娠期间基因的变化，以及一生中基因的变化，即环境因素也被考虑了进来。汽车尾气污染和孤独症有关吗？母亲妊娠期间的饮食和孤独症有关吗？疫苗呢？

如果你的基因本身携带对环境触发敏感的患病高危因素，那么我们会说你具有遗传易感性或倾向性。如果环境因素和你的易感基因产生作用，导致遗传变化，那么我们会说你有一个获得性突变，或者叫体细胞突变（somatic mutation）。不过相比仅仅针对遗传因素的研究，目前针对环境对孤独症的影响的研究结论还很少，争议也更多。

"很多人都接受孤独症谱系障碍的根源是由多重因素构成的，对于这类行为综合征来说，很难发现一位患者的病因只有一个。"环境流行病学家伊尔瓦·赫蒂－皮乔托（Irva Hertz-Picciotto）在 2011 年说："尽管如此，之前的基因研究工作通常都会忽略基因和环境相互作用的影响。"

赫蒂－皮乔托是遗传与环境儿童孤独症风险计划（Childhood Autism Risks from Genetics and Environment, CHARGE）的主要负责人，这是加州大学戴维斯分校神经发育障碍医学研究所的一个研究项目。赫蒂－皮乔托说："我们期待在今后几年内发现很多，也许是几十个环境因素，每个环境因素都可能在某些孤独症案例中产生影响，但更可能的是，大部分因素（包括基因因素）一起产生影响。"

这么庞大的一个项目如何组织安排？赫蒂－皮乔托说，在项目初期同事们决定把研究集中在三个领域：营养、空气污染和农药。

CHARGE 项目的第一篇研究论文发表在 2011 年的《流行病学》（*Epidemiology*）杂志上，引起了美国全国性的关注。研究发现某些不利基因和母亲在受孕前三个月和怀孕后一个月缺乏维生素的条件结合，会明显提高孩子患有孤独症的风险。另一项 CHARGE 项目的研究成果，发表在 2011 年的《环境健康展望》（*Environmental Health Perspectives*）杂志上，研究发现如果母亲居住在离高速公路不到两个街区的地方，生出来的孩子患有孤独症的概率更高，也许是因为汽车尾气带来的影响。第三项 CHARGE 研究成果发表于 2012 年，研究发现在 ASD 或其他发育障碍孩子的母亲中，有 20% 的母亲过于肥胖；而普通儿童中，只有 14% 的母亲过于肥胖。

还有一些 CHARGE 研究没有给出明确的结论。例如，2012年一篇论文的观点是："某些杀虫剂可能会诱导产生孤独症的核心特征，不过我们还不知道接触时间和剂量，也不知道是哪些机制诱导产生的变化。"事实上，这篇文章的结论只是要求做进一步的研究："在动物实验中，我们鼓励进行更多关于基因和环境相互作用的研究，包括暴露于各种化学混合物中。同样，在人类流行病学的研究中，高度暴露于哪一类杀虫剂会带来遗传学疾病是我们最关心的问题。关注基因与环境的研究是必须的，以确定是否有易感人群在与杀虫剂的接触中会面临更大的风险。"在科学论文中，在结论中给出未来的研究方向是很常见的，不过这篇论文要求的广度值得注意。事实上，2012 年 7 月刊的《环境健康展望》杂志的编辑前言中给出了同样的要求，而且不仅仅是关于杀虫剂。这篇编辑前言呼吁对环境中存在的所有可能的危险因素进行研究："我们需要制定一个系统战略发现环境中潜在的可能导致孤独症和其他神经发育障碍的因素。"

赫蒂－皮乔托说："我想人们有个不太现实的期望，遗传学领域的研究者真的认为他们会在纯基因研究中获得完满故事的结局，通过无休止地寻找稀有的、更稀有的、特别稀有的变异。我想他们如果也考虑环境因素，在环境因素和常见的基因变异之间寻找也许能够更幸运。"

我自己也经常在想，是否在过去的几十年里，大量使用抗抑郁症药物也是导致孤独症患病率升高的一个因素呢？在 2011 年 6 月，美国食品和药品监督管理局（Food and Drug Administration, FDA）发布了一个安全警告，提醒妊娠期妇女在丙戊酸钠（一种情绪镇静剂，也是癫痫类药物）和认知发育障碍之间可能存在关联。之后，有两项研究显示妊娠期间服用过丙戊酸钠的妇女，其孩子面临低智商和其他认知缺陷，包括孤独症谱系障碍和相关的其他障碍的风险更大。"估计有 6%～9% 暴露于子宫丙戊酸钠环境中的婴儿发展出孤独症。"这篇报道来自西蒙斯孤独症研究中心基金会，"相比普通子宫环境，孤独症的患病率提高了几倍。"

第一项关于使用抑郁症药物和孤独症相关性的研究，是

2011 年由加州北部的永皇医疗（Kaiser Permanente Medical Care Program）开展的。研究比较了 298 个孤独症儿童和他们的母亲，以及超过 1 500 个对照组儿童和他们的母亲，发现在妊娠前或妊娠早期服用抗抑郁症药物会导致孩子患有孤独症的危险性有一点升高。不过，我想也许那些需要服用抗抑郁症药物的母亲已经携带更多具有风险的 CNV，也就是说触发孤独症的因素可能是与抑郁症相关的遗传因素，而不一定是抗抑郁症药物。不过研究也考虑到了这个可能性，他们发现那些有抑郁表现但没有服用抗抑郁症药物的母亲，其孩子患孤独症的风险没有增加。

当然，风险水平是相对的。该研究的结论是："抗抑郁症药物不太可能是主要风险因素。"可能是次要风险因素吗？研究指出在生产前一年服用抗抑郁症药物的母亲，其孩子患有孤独症的风险提高了 2.1%，而在妊娠头三个月服用药物的母亲，风险因素是最高的，可达 2.3%。

我认为氟西汀是个神奇的药物。我有些朋友，他们如果不服用氟西汀、草酸艾司西酞普兰或其他选择性 5- 羟色胺重摄取抑制剂（Selective Serotonin Reuptake Inhibitor, SSRI）药物，就没法生活。我知道这类药挽救了很多人。我自己如果不服用抗抑郁症药物，也很难应付日常活动。这些药物能让一个人从苟活的状态中真正活过来。所以妊娠期妇女或者想怀孕的妇女，如果的确需要服用抗抑郁症药物，应当咨询医生，权衡风险和益处。

在任何情况下，我们必须非常小心对待环境、遗传和疾病之间的因果关系。正如每个科学家都知道的，相关性不代表因果关系。一个被观察到的关联（两个事件在同时发生）可能仅仅是巧合。让我们用臭名昭著的反疫苗事件分析一下因果关系和关联性的复杂逻辑。故事是这样的。

婴儿在 18 个月的时候，通常都要被注射疫苗。一些父母发现他们的孩子在 18 个月左右表现出最初的孤独症症状——退缩回自己的小世界，已经发展出的语言开始退化，表现出重复刻板的行为。特定疫苗和孤独症症状的出现是巧合的相关还是有因果关系？1998 年发表在英国《柳叶刀》（*The Lancet*）杂志上的一篇研究论文声称二者之间存在因果关系。父母们紧接着就愤怒了 [1]。随之而来的是大量"草根"团体运动，劝说所有父母不要给孩子注射疫苗。之后有大量科学研究证明无法重复 1998 年论文的结果，最终英国医学委员会的调查结果表明那篇论文的数据不正确，产生了误导，《柳叶刀》杂志也在 2010 年宣布撤销了这篇论文，但故事还没结束。

的确有极少数孩子在 18 个月打疫苗之后马上出现严重疾病，表现出的特征和孤独症症状类似。这些非常罕见的案例已被证明是与一种线粒体疾病相关。一个细胞的细胞核中携带染色体，那是我们的遗传编码。在细胞核外的细胞质中是细胞器，其中一些细胞器被称为线粒体。每个细胞内都有成百上千的线粒体，它们的功能是把身体内的化学物质转化为可用的能量。线粒体有自己的 DNA，和染色体中的 DNA 不同。但像染色体中的 DNA 一样，线粒体中的 DNA 也会产生突变。在一些案例中，疫苗和线粒体疾病的产生的确相关。一些孩子的症状比较轻微，一些孩子会有

---

① 原注：我个人认为，需要把退化型孤独症和非退化型孤独症进行研究对比，才能真正搞清楚这个问题。

生命危险，这些症状包括失去肌肉的协调性，出现视觉和听觉问题，产生学习障碍、胃肠功能紊乱、神经系统问题等。所有这些症状都是线粒体疾病的一些表现，但也和孤独症的某些症状相似。

阿肯色儿童研究中心的神经遗传学家，2008 年美国医学遗传学院发布的《儿童基因探测指导手册》的主要作者布拉德利·谢弗说："在这个领域内一些研究者正在进行深入研究，而目前我们的认识还不够充分，不足以下结论。"在我写这本书的时候，2013 年的修订版《儿童基因探测指导手册》还没发布，不过谢弗在接受采访时总结了一部分更新的内容："线粒体 DNA 中的突变是否会导致孤独症，一直有这方面的研究在进行，肯定存在罕见的案例，但目前我们不建议对所有孩子进行注射疫苗之前的筛查，因为还缺乏足够的客观证据支持。"（另外，目前检测一个孩子是否可能因为某种疫苗产生线粒体疾病的费用非常昂贵、过程十分困难，通常需要肌肉活检。）

遗传学方面可能更引人注目的研究是 DRD4 基因，它携带调控大脑中多巴胺水平的受体的编码。一些人携带 DRD4 基因的一个变异——DRD4-7R[①]。携带有 DRD4-7R 变异的人对多巴胺不敏感，易于产生注意力问题和行为障碍。因此，DRD4-7R 还被称为"小子基因"或"醉鬼基因"。

临床上，大量研究已经发现这个基因变异与焦虑、抑郁、癫痫、阅读困难、ADHD、偏头痛、强迫症和孤独症有关联。例如，一篇 2010 年发表的研究报告展示了孤独症儿童及其父母同 7R 变

---

① 原注：7R 代表 7 个等位基因，指的是其核苷酸序列重复了 7 次。

异的联系。

　　•孤独症儿童如果携带 7R 变异，而且其父母中至少有一方携带 7R 变异，相比没有 7R 变异的父母的孤独症儿童，会明显表现出更多的抽动行为。

　　•如果父亲携带 7R 变异，同样携带 7R 变异的孤独症儿童更可能表现出强迫症状和严重抽动症状。

　　•如果母亲携带 7R 变异，同样携带 7R 变异的孤独症儿童更可能表现出对立违抗障碍和社交焦虑障碍。

　　科学家已经知道携带 DRD4-7R 基因变异（或其他危险基因，像 MAOA 基因和 SERT 基因）的孩子较容易受到环境的负面影响，比如来自虐待、不支持孩子的家长的影响。这些负面影响会使孩子已有的行为问题变得更加严重。在这个意义上，科学家长期以来都认为 7R 变异标志着这类基因变异和负面环境相互作用会产生负面行为。所以它的昵称是：脆弱基因或风险基因。

　　如果携带风险基因的孩子拥有的都是父母的肯定和健康的家庭生活，不涉及负面环境呢？虽然研究报告很有说服力地展示出负面环境会让携带 DRD4-7R 基因的人产生负面行为，但报告中并没有足够数据显示正面环境是否会引发正面行为——是否因为研究人员只关注测量负面效果，没有想到这个问题呢？

　　不过有其他研究报告涉及了这个问题。研究人员发现，一旦开始特地寻找正面影响，并重新分析负面影响的效果，就需要重新考虑如何从科学的角度看待这些基因变异。携带 7R 基因变异的人明显对环境因素更敏感——有好也有坏。正如一位研究人员所说，你可以把这些人比喻成"兰花型儿童"，因为他们很容易受温室环境影响，环境有利就茂盛，环境不利就枯萎。他们的反面是"蒲公英儿童"，那些不携带 7R 基因变异的人，无论身在何处，对外界环境的影响都不敏感。

通过最新的对 DRD4-7R 基因的理解，遗传学家开始意识到它不应当被认为是风险基因，而更应当被称为"响应基因"。大自然把它们塑造成中立的，而环境使它们表现出正面或负面特征。

你可能会疑惑这个解释是否意味着凯纳医生关于父母的负面养育会造成负面影响的论断是正确的。不是这样的。凯纳医生在"冰箱母亲"和孤独症儿童之间建立了一对一的因果关系。虽然布鲁诺·贝特尔海姆的解释中考虑到可能存在遗传因素，比如孤独症儿童携带遗传易感基因，需要在父母虐待孩子的条件下才被触发，但是无论凯纳医生还是贝特尔海姆似乎都不认为孤独症是遗传预先确定性（predetermination）的结果，而认为是携带遗传预先倾向性（predisposition）的结果。

但你知道谁这样想过吗？答案可能是：西格蒙德·弗洛伊德（Sigmund Freud）。他的精神分析理论大大影响了凯纳医生和贝特尔海姆对孤独症根源的推测和假设。

弗洛伊德具有神经生物学和神经解剖学的医学背景。他认为他的精神分析理论终有一天会被更先进的科学理论所超越。他在1914 年写道："我们必须记得，终有一天，我们在心理学上持有的所有想法都会让位于基于生物基础的理论。"6 年后他接着写道："如果有一天我们能够用生物或化学名词代替心理学名词，那么我们所描述的缺陷就都会消失。"他说:"我们期望生物学和化学给出最让人惊讶的信息,我们无法猜测在今后的几十年内,科学研究会对我们提出的问题给出什么样的答案。这些答案很有可能推翻我们目前所有人为假设的理论。"

这些话在今天依然没有过时。神经影像学研究让我们开始探索大脑神经解剖结构,回答大脑是什么样子,以及大脑的功能是什么的问题,而遗传学研究让我们开始回答大脑是如何形成这样的工作方式的问题。这两个领域的科学研究已经有了几十年的历史,我们至少已经找到关于孤独症的几个答案,让我们开始超越被行为观察所定义的孤独症范畴——我们会在第五章讨论基于行为观察的孤独症诊断方法为什么带有与生俱来的危险性。

第四章　感觉迷宫

你知道我最讨厌什么吗？是公共卫生间烘手器的声音。它最吓人的地方还不是刚开开关的时候，而是把手放到热风下面的那一瞬间，那种突然的声音变化会让我发疯，就好像飞机上的抽水马桶冲水的声音，一开始是短暂的雷雨般的前奏，然后是霹雳一声响。我太讨厌这个声音了，就像很多人会讨厌指甲划过玻璃的声音。

在旅行途中，你知道我讨厌什么吗？就是当一个人不小心打开机场的紧急安全门，突然发出的警报声。我讨厌所有的警报声。我小的时候，学校的上下课铃声都能让我发疯，感觉就好像医生在操作牙钻。一点不夸张地说，这类声音在我大脑中产生的痛苦，就和牙钻在牙床上旋转令人感受到的痛苦一样。

你可能已经注意到了引起我讨厌的模式。我对声音很敏感，太响的声音，突然发出的声音，更糟糕的是突然发出的我没预料到的很响的声音，而最糟糕的是突然发出的我能预料但无法控制的声音——这在孤独症谱系障碍人士中是很常见的问题。小时候，我很害怕看到气球，因为不知道什么时候它会砰的一声爆了。

现在我知道怎么缓解这个问题。我如果先用一支笔戳破一个小气球，发出不那么响的声音，然后慢慢试着戳破越来越大的气球，声音越来越响，就可能慢慢学会忍受气球的破裂声。我从其他孤独症人士那里也听说，如果自己可以制造出类似的声音，就更可能忍受这种声音。另外，如果声音是可以预测的，我就更容易忍受。街那边孩子放鞭炮的声音很难预测，但城市公园上空礼花的声音是可以预测的。在我小时候，其他孩子对气球的反应是开心和激动的，他们可以把气球用手指弹来弹去，一直弹到天花板那么高，但我看着就感觉恐惧得要命，像一个疼痛云团一直笼罩着我。

我们的五种感觉器官是我们理解外部世界的窗口。"看到、听到、闻到、尝到、触摸到"是我们与外部世界进行交流的五种方式。在这个意义上，我们的感觉系统定义了我们所感受到的现实。如果你的感觉系统运作正常，那么你感觉到的现实环境和其他感觉系统正常的人感觉到的几乎是一样的。可以说，我们的感觉系统参与了对现实的捕捉，让我们尽可能可靠地接受和理解外部世界，获得我们赖以生存的信息。

但是，如果你的感觉系统运作不那么正常呢？我不是在说你的眼球，耳蜗，舌头上的味蕾或者你鼻子、手指尖上的感受器不正常，而是说你的大脑有问题。如果你接收到和其他人一样的感觉信息信号，但你的大脑用另外的方式解读，那么你对周围世界的体验就很可能和其他人完全不同，也许还可能是让你非常痛苦的那种不同。在这种情况下，你其实可以说是生活在另一个感官现实世界中。

从30年前第一次做关于孤独症的演讲，我就开始讲感觉问题。这么多年来，我遇到过存在各式各样感觉问题的人。有的人听到的声音忽大忽小，所以他们听其他人的讲话一会儿像手机信号不好，一会儿像放礼花。有些孩子不喜欢去体育馆，是因为里面记分牌的嗡嗡声。有些孩子只能发出元音，可能是因为他们听不到辅音。这些人都属于孤独症谱系。事实上，孤独症谱系障碍个体十人中有九人都存在一种或多种感觉障碍（sensory disorder）。

痛苦和困惑不仅会影响他们自己的生活，也影响他们身边的人。一个普通孩子不需要被告知，就明白家里那个无口语的孤独症兄弟姐妹需要父母更多的关心和照顾。而这些家庭，很多时候可以说就是围绕着那个孤独症孩子在运作。对父母来说，照顾一个普通孩子都相当于全职工作的强度，那么照顾一个大脑无法忍受身边有人在走动的孤独症孩子，更要穷尽一生的精力。如果这个孩子在外出的所有时间里都感觉痛苦，你就无法带他去买东西、外出就餐，或者去看他哥哥的橄榄球比赛。

另外，感觉障碍不仅仅是孤独症领域的问题。对普通孩子的研究表明，超过一半的孩子有感觉问题的症状，六分之一的孩子存在严重影响到日常生活的感觉问题，二十分之一的孩子应当被正式诊断为感觉信息处理障碍（sensory processing disorder），这意味着他们的感觉问题已经属于慢性、破坏性问题。在我每学期教的那门课上，我注意到在 60 名学生中，总有一两个人无法完成我布置的设计牲畜处理设备的绘图作业。他们画不出平滑的曲线，他们画出的线条是波浪形的。我知道他们不属于孤独症谱系，他们的眼睛也不散光，不过当我问他们看书的时候有什么问题时，他们告诉我字母在晃动。

然而，我们对于感觉问题背后的知识又有多少了解呢？令人惊奇的少！当我开始认真关注这一研究领域时，我对此深感惊奇。

在神经科学家和遗传学家关于孤独症大脑的所有研究中，在他们所有的突破性成就中，关于感觉问题的研究明显不足。感觉问题在孤独症谱系障碍个体中普遍存在，这是 2011 年《儿科研究》（*Pediatric Research*）杂志上的一篇综述文章说的，但是这个话题获得了非常少的关注。我所能找到的关于孤独症谱系障碍的感觉问题的研究都来自非孤独症杂志，而且其中很多杂志不是在美国出版的。偶尔那么几篇出现在孤独症相关杂志上关于孤独症人士的感觉问题的论文中，都用一种遗憾的语气描述相关研究。在 2009 年的一项研究中，研究者说："缺乏关于孤独症谱系障碍人士的感觉行为的系统性实证研究是个问题，这让我们在描述和分类感觉症状的时候产生了混乱。"同样在 2009 年的一篇研究论文中，作者抱怨在这方面"信息严重缺乏"。2011 年，我给一本内容庞大的孤独症学术书籍贡献了一篇文章，那是本 1400 页的论文集，其中有 81 篇文章。你猜对了，只有我写的那篇文章是关于感觉问题的。

过去的几十年中，我见过成百上千篇关于孤独症人士是否具有心理理论能力[①]的研究论文，而看到的关于感觉的研究论文实在是太少了。难道是因为这类论文需要研究人员想象自己在孤独症人士的混乱的神经元故障的影响下理解世界吗？你可以说他们缺乏与大脑相关的理论知识。

有时候，我怀疑科学界不仅不理解这个问题的紧迫性，而且

---

① 原注：心理理论（Theory of mind, ToM）能力，指能够想象自己通过其他人的视角看世界，产生合适的情感反应的能力。

大部分研究人员无法想象存在这样一个世界。一位孤独症人士这样描述道：粗糙的衣服让你感觉是在烤火，任何警报声都"仿佛是有人在我头盖骨上钻洞"。对于很多孤独症谱系障碍人士来说，他们每次到一个新的环境里，无论是否存在威胁，都会被奔涌的肾上腺素刺激一次。大部分研究人员无法想象这样的体验，因为他们是普通人，他们是社交动物；从他们的角度看，让孤独症谱系障碍人士变得更社会化有着最大的价值。这个想法没错，但如果一个人无法忍受社交环境，怎么要求他们在这样的环境中表现得更社会化？一个人无法分辨社交场合的社交线索，也许主要是因为他无法忍受餐厅那个纷乱的环境呢？这个领域的研究人员的确想研究和解决具有最大破坏性的问题，不过我认为他们都没有真正理解感觉问题的破坏性有多大。

我甚至还遇到过认为感觉问题不存在的研究人员，这简直让人无法相信。他们称自己为严格的行为学派，不相信任何主观描述和体验。我称他们是否认生物学的人。我让他们想象这种可能性：一个孩子在超市里发脾气，也许是因为他感觉身处摇滚音乐会的喇叭里。如果你待在摇滚音乐会的喇叭里，你是不是也会有这个行为表现？曾经有研究人员问过我："如果一个孩子因为对声音敏感而尖叫，那么他自己的尖叫声不会让他也感到难受吗？"如果这个孩子只对特定类型的声音敏感，那么他不对自己的尖叫声敏感是可能的。有时候，一些不那么响的声音反而会对孤独症谱系障碍人士造成困扰。

不是每个被感觉问题困扰的人都会对同一个刺激产生同样的反应。我见过面对超市自动门尖叫的孩子，而我是非常喜欢看自动门动来动去的。一个孩子喜欢玩水龙头，另一个孩子听到冲马桶的声音就要逃，这在谱系中也很常见。

也不是每个被感觉问题困扰的人的忍受阈值都相同。我最终学会了忍受手放在烘手机下烘手机发出的声音，以及机场安全门警报器的声音；但对感觉问题特别严重的某些人来说，他们可能终身无法适应正常环境，像办公室或餐厅，痛苦和困惑永远充斥着他们的生活。

无论感觉问题背后的原因是什么，这个问题都是真实且广泛存在的，它需要得到我们的关注。我给予这个领域极大的关注，但我所发现的让我吃惊，非常吃惊，甚至导致我开始怀疑孤独症本身的一些基本假设。

当孤独症专家或多或少地忽略对感觉问题的研究时，事实是，在这种情况下他们根本无法真正研究孤独症，除非他们能够将孤独症人士不同的感觉问题分类。我很久以前见识到一种传统的分类，它在感觉问题上把孤独症谱系障碍人士分成三类。

• 寻求感官刺激。这一类孤独症人士在寻求感官刺激时会出现的问题。当然我们每个人对感官刺激都有需求。那个蛋糕是什么味道的？那件亚麻布衬衫摸上去如何？我能听到公共汽车上坐在背后的人的窃窃私语吗？存在感觉问题的孤独症谱系障碍人士可能一直需要某种感官刺激，他们如果总也得不到满足，可能会表现出大叫大喊，或者像我这样，需要深度压力。他们通常通过摇晃、旋转、拍手或者制造噪声来获得感官满足。

其他两类和第一类相反。不是寻求感官刺激，而是对不请自来的感官刺激表现出不同的反应。

• 感觉反应过度。这类孤独症人士对于感官输入信息过于敏感。他们无法忍受意大利面酱的气味，或者无法在拥挤的餐厅中吃饭，或者只能穿特别质地的衣服，或者非常挑食。

• 感觉反应不足。这类孤独症人士对常见的感官刺激反应很弱或没有反应。例如，他们虽然听力没问题，但叫名不应，或者痛觉非常不敏感。

这三种分类看上去很合理，我从没想过去质疑。当遇到任何一个被感觉问题困扰的孤独症谱系障碍人士时，我都会把他们分到这三类中去。

不过一些科学家开始重新思考分类问题。在 2010 年，俄亥俄州立大学的艾莉森·莱恩（Alison Lane）和三位同事在《孤独症和发展障碍》（*Autism Developmental Disorder*）杂志上发表了题为《孤独症中感觉处理的亚型：和自适应行为的关联》的文章（很好，在孤独症领域的杂志上终于有一篇研究感觉问题的文章了）。和其他关于感觉问题的论文一样，这些作者在文中都首先指出这个问题一直被忽略，"几乎没有试图探索感觉信息处理困难和孤独症谱系障碍临床表现之间关联的研究"，然后，他们开始进入正题。

他们通过常规方法收集数据，依赖的是"简化版感觉量表"（Short Sensory Profile），该量表是在 20 世纪 90 年代发展出的一种研究工具。观察者（通常是父母）通过观察存在感觉问题的人的38 种行为，和对照组的 38 种行为比较。这些行为对应 7 个感觉类别：触觉敏感度，味觉和嗅觉敏感度，运动敏感度，低反应或寻找刺激，听觉过滤（分辨声音时是否能过滤掉背景噪声），低能量或虚弱，以及视觉和听觉敏感度。其中触觉敏感度的一项指标是"对触碰产生情绪或攻击反应"；运动敏感度的一项指标是"恐高或恐惧坠落"；在听觉过滤的标题下有："如果周围有大量噪声环绕，会容易分心或造成功能困难。"

不过，在收集完常规数据之后，莱恩和她的同事们使用了一个不同的统计分析模型，发现数据被归类于三个和传统分类不一样的类别下。我就不详细描述他们的统计方法了，你如果感兴趣，可以去查看原文。简单来说，新的归类如下。

- 寻求感官刺激，导致了注意力不集中或过度专注行为。
- 感觉调节（通过低反应或过度反应），同时伴随运动敏感和肌张力低下。
- 感觉调节（通过低反应或过度反应），同时伴随极度的味觉和嗅觉敏感。

极度的味觉和嗅觉敏感？我从来没想过这一条要从其他感觉中单独列出来。低肌张力低下？我见过很多具有这种症状的孤独症人士，他们四肢绵软，肌肉没有弹性。2011 年一篇发表在《物理治疗》（*Physical Therapy*）杂志上的文章评论说："这种分类对于物理治疗师来说非常重要。孤独症谱系障碍儿童如果具有异常的运动敏感度，通常会对本体和前庭输入过度反应。那些具有低能量和弱运动反应的孩子通常在精细运动和大运动方面有问题。"

不过，这些数据也完全可以用其他统计方式形成其他的归类模式。这些不同的归类模式让我困惑，都有效吗？怎么判断归类模式的有效性呢？这些归类模式告诉我们什么呢？

然后我意识到，问题不是出在你怎么去解释这些数据，问题出在数据本身。

研究严重的感觉问题依赖于父母或照顾者的行为观察，研究的结论依赖于研究人员使用什么分析方法。我们为什么能假设这些解释反映了被研究者的真实情况呢？对于那些在感觉信息超负荷世界中生活的个体，研究人员非常可能低估了他们感觉问题的严重程度，以及这个问题对他们生活造成的困难程度，甚至曲解了他们的某种行为表现来自某个感觉，但实际可能来自另一个。

研究人员如果想知道生活在另一个感觉现实世界中的人的感受，必须去问他。

在科学研究中，通常自我报告不能作为科学证据，因为过于主观。不过问题的关键是，第三者的观察虽然能够提供关于行为的重要信息，但只有深受感觉问题困扰的人，才是唯一能够告诉我们那种感觉到底是什么的人。在我以前的书中，我曾多次描述我的感觉问题，其他高功能孤独症人士也描述过影响他们生活的感觉问题，但来自那些感觉问题更严重的个体的信息非常少，特别是那些严重到非常衰弱的人。

让这些人写自我报告也许是不现实的。如果感觉问题导致一个人的思维完全无序，那么他很有可能也无法准确描述自身的问题。如果一个人无口语，我们可以教会他其他的交流方式，比如打字或指认字母。不过对于那些症状非常严重的患者，这个目标也是不现实的。而且扶着患者手臂辅助其打字的那个辅助者可能会引入不可靠的信息，也许辅助者本人并没有意识到，就像你从占卜板上看到的那样。

如何尽量避免自我报告可能带来的主观性是一个重要的问题。如果关于感觉问题的自我报告只来自高功能孤独症成年人，其结论当然不具备代表性。感觉问题可能在低功能孤独症人士中更严重，甚至可能是造成其低功能的因素之一。所以一项研究如果仅包括孤独症谱系高功能人士的话，其结果不可能全面，也可能会带来对谱系的极大误解。更重要的是，一个人在成年时有可能发展出应对机制缓解感觉问题造成的困扰，但若他只是个受惊的孩子，将不能反映自己的真实体验。

我希望能够有新的技术，让被感觉困扰的人做出更可信的自我报告。比如对我来说，在平板电脑上写文章就比使用台式电脑或者笔记本电脑更有效率，因为我的记忆力有问题，我无法学会盲打，我需要一边看键盘一边看屏幕。而在平板电脑上，眼睛不需要离开屏幕，因为键盘也在屏幕上，眼睛的移动距离非常短。对于其他有严重认知问题的人来说，打字过程如果超过两个步骤也许就难以掌握。在平板电脑被发明之前，我知道一些治疗师会把台式电脑的键盘安在屏幕下方的盒子里，让键盘和屏幕可以同时被看到。如果我们能够用新的技术解决表达障碍，让存在严重感觉问题的人告诉我们真实的感受，这将是非常有意义的。

同时，我们还必须依赖那些可以自己打字的无口语个体的自我报告，目前我知道的有两位。我非常确定这两位孤独症人士打出的是自己的真正想法。我调查过他们，并且重点关注了他们的感觉状况。

在蒂托·拉贾什·穆霍帕德耶（Tito Rajarshi Mukhopadhyay）的《嘴唇不动，我怎么对你说：我的孤独症思维》（*How Can I Talk If My lips Don't Move? Inside My Autistic Mind*）一书里，他描述了自己是怎么从孤独症的禁锢中解放出来的。在他不到 4 岁的时候，那是 20 世纪 90 年代初，他妈妈教他使用数字和字母板。在妈妈的帮助下，他学会了数学和拼写。后来，他妈妈在他手上绑上一支笔，他也学会了写字。这些年来，蒂托出版了几本书，描述他如何经历两部分现实，一部分是行为的自我，一部分是思维的自我。我最近回头看了他的文字，让我回忆起第一次和他见面的场景。我开始理解了，虽然当时我没有意识到，我的确看到了他在"行为的我"和"思维的我"中的快速转换。

我和蒂托是在旧金山医学图书馆会面的，光线很暗。即使图书馆有荧光灯，他们也为我们的会面关掉了。房间很安静，气氛很宁静，没有任何干扰，只有蒂托、我，以及他的打字工具。

我给他看一幅宇航员骑马的画，我很小心地选择了一幅我认为他以前不可能看过的画，这是我刚从旁边书架上翻出来的一本旧刊《科学美国人》（*Scientific American*）上面某个技术公司的广告画。我想看他如何用自己的语言描述这幅画。他研究了这幅画，然后面向键盘。

他飞快地打出"阿波罗二号在马上"。

然后他开始在图书馆里绕着圈跑，同时拍打着胳膊。

当他再次回到键盘这里，我给他看了一幅牛的照片。

他打道："我们在印度不吃。"①

然后他又开始在图书馆里绕着圈跑，同时拍打着胳膊。

我还问了他另外一个问题，不过我想不起来了。他依旧回答了问题，然后跑圈和拍打胳膊。

这就是我们会面的经过。蒂托尽力写下答案，然后他需要休息，哪怕只回答了三个小问题，都让他精疲力竭。

"行为的我"是我们能观察到的：一个喜欢绕圈跑、拍打胳膊的男孩。我看到了，蒂托也看到了。

在蒂托的书里，他描述的"行为自我"是一个充满奇怪行为的自我。他认为自己是分裂的，"这里一个胳膊，那里一条腿"。他说之所以要绕圈跑是因为那样他能感觉到自己分离的身体合一了。他说自己会照着镜子，试着让自己的嘴张开，他写道："他的影像回望过来。"他采用了第三人称，强调他的行为自我和思维自我的断裂。

在他的思维自我中，他在学习和感知，并且困惑着。他记得一位医生告诉他父母，他无法理解周围的事情，而他的思维自我无法通过说话回应，他只能默默地想："我能理解。"

他的行为自我在图书馆里绕圈跑、拍打手臂，而思维自我在观察行为自我绕圈跑、拍打手臂。

---

① 原注：我注意到蒂托没有提到"宇航员"和"牛"这两个词，我认为他在命名上可能存在困难，所以改用描述间接说明。

在我看来，2012 年出版的《凯丽的心声：突破自闭症》①也强化了两个自我的概念。这本书由凯丽和她父亲阿瑟·弗莱希曼（Arthur Fleischmann）合写。在她头 10 年的生活中，凯丽是一位无口语的严重孤独症人士。之后有一天她突然开始在交流设备上用键盘打字，让她的父母和照顾者大吃一惊。在此之前，凯丽只能使用这个交流设备指出物体和活动的图片，以及听到对应的声音。事实上，那个下午她的治疗师为了腾出更多的内存已经从设备上删除了一些项目，幸好字母功能的项目没被删掉。

那一天，凯丽去上课，她非同寻常地不安、狂躁、不合作。一位治疗师非常生气地问她"你想要什么"，就好像凯丽真的能回答那样。而凯丽真的回答了，她拿起交流设备，费力地打出了："帮帮我，牙疼（H-E-L-P T-E-E-T-H H-U-R-T）。"

凯丽一直被认为是低功能孤独症人士。和蒂托一样，凯丽的行为自我也在不停地运动，坐着摇晃、尖叫、破坏她能接触到的一切东西。她也像蒂托一样，自我吸收的信息比任何人想象得要多。在一些方面，她的内在生命惊人的正常。随着凯丽进入青春期，她发展出了一般青春期女孩的兴趣。她着迷于贾斯汀·汀布莱克（Justin Timberlake）和布拉德·皮特（Brad Pitt）。当她去电视台录节目的时候，她发现自己对一位英俊的摄像师特别着迷。但在其他方面，她的内在生活只有她自己知道有多么复杂。

《凯丽的心声》中最引人注目的一段是，她邀请读者想象在咖啡店里的一场对话。大多数人会想象自己和另一个人面对面坐在

① 编注：《凯丽的心声：突破自闭症》（*Carly's Voice: Breaking Through Autism*）中文简体版 2013 年由安徽人民出版社出版。

桌子两侧，对方在谈话，自己在仔细倾听。

而凯丽不是这样的：

> 对我来说，这个场景会完全不同。刚走过我们桌边的女人留下了浓厚的香水味道，这转移了我的注意力。然后我听到我左后侧那桌人的对话。我左边袖子粗糙的边儿上下磨着我的身体。这些都不时让我的注意力分散，还有咖啡机的呼呼声和口哨声，全都混合在一起。商店大门的开合完全吸引了我的视觉注意力，我开始听不到对面的人说了什么，事实上，对面的人说的大部分话我都没听到，我发现自己只听到了一些奇怪的词。

如果这种谈话还要接着进行下去，凯丽说她会选择两个方式应对，要么彻底关闭自己，一点都不产生反应，要么控制不住地开始发脾气。

这段自我报告让我很感兴趣。想象一下你是坐在凯丽对面的那个人，你正在用感觉量表记录她的行为。如果凯丽默不作声，也就是说，尽管你坐在她的正对面，对着她说话，她都毫无反应，你完全可能在量表上记录"低反应"。不过如果她失控发脾气，正如凯丽说的，她开始"大笑，大哭，发疯，甚至无缘无故地尖叫"，你完全可能记录她是"过度反应"。

两种完全不同的行为表现，两个完全不同的感觉量表归类，都来自坐在对面的你的观察。不过如果你是凯丽，内心中还有一个思维自我，你就会明白这两个不同行为的根源其实是一样的：

感觉信息超负荷，大脑中有太多的信息无法处理。

蒂托在他的书里描写了类似的场景。他写到自己走进一个从未到过的房间，环顾四周，直到一个物体引起他的注意力。

"我第一眼看到的是颜色，如果我不去努力从深层认知获得这种颜色的命名是'黄色'的话，我的思维会开始联想到我知道的所有黄色物体，包括我7岁时玩过的一个黄色网球。然后我开始关注到那个物体的形状。"那个物体有个铰链，他有时候会注意到，有时候不会注意到，如果的确注意到了，就会出现这样的情景：

> 我可能会被铰链的杠杆功能吸引，不过我让自己的注意力不要集中在那里，而是关注这个巨大的黄色的长方形物体，铰链只是它的一个部分。为什么这个黄色的巨大长方形物体有个铰链？我心里想，"它让我能进到那个房间，它使门可以开，可以关。除了门应当没有其他物体具备这个功能。这样我就完成了'门'的命名过程"。

之后，他开始转向房间里的其他物品。

蒂托还描写了他去别人家，马上被一本杂志吸引的事。他喜欢翻动和触碰那些光滑的页面，也喜欢闻杂志的味道。后来当他妈妈讨论起那次走访，提到窗帘上的粉色玫瑰蕾丝、钢琴、一副银框架里的照片的时候，蒂托才发现他对那本杂志是那么的入迷，以至于没有看到房间里的其他东西。

如果从观察者观察行为的角度看，蒂托在这两个场景中的行为是完全不同的。静止站着，一直盯着门，蒂托会被认为是注意力不足，没有和外界的互动。一直闻着翻着杂志，看上去是过度关注，过度介入。不过，和凯丽在咖啡店的情况一样，虽然他们被观察到的行为是不同的，但他们自己内在的感觉是一样的。

这两位的自我报告让我肯定了长期以来的假设，一些无口语的孤独症人士可能会比他们看上去的更理解这个世界。他们可能仅仅是因为生活在极度混乱的感觉体系中，没有办法有意义地体验外部世界，更不用说表达他们和外部世界的关系了。

不过这些自我报告也说明蒂托和凯丽正如观察者（父母、照顾者或研究人员）观察到的那样密切观察了自己的行为，但不像那些观察者以为的，他们作为当事人可以说明这些行为的根源是什么。观察者和当事人的不同是，前者仅仅看到了这些人的行为自我，以及感觉问题看上去是怎样的；而后者介入了思维自我的分析，告诉我们感觉问题感觉起来是怎样的。

我小时候有听觉处理困难。回想那时候自己的体验，当我面前的成人说话太快，我努力试图分辨也听不清时，我的听觉处理反应是两种：关闭或者都进来。有时候我能够关闭声音，这样所有外界的声音就都没有了；有时候我关闭不了声音就把所有声音都放进来，信息超负荷后我会很容易失控发脾气。两种不同的行为，来自同一个根源。

在我之前提到的那篇"感觉处理亚型"的文章中，建议用不同的分类方法归类感觉问题，作者提到低反应和过度反应在一个孩子身上会同时存在。从这点上，我再挖掘得深入一些。如果反应指的是表现出能够被观察到的行为，那么没问题，我们可以这么定义。从观察者的角度来说，孩子的行为表现可能是低反应或过度反应，低注意力或过度注意力。行为本身可以明确被分成两个不同的类型。不过如果反应是指"思维自我"在感觉方面体验到的内容，那么这种区分可以说是没有意义的，无论是过度反应还是低反应，无论是过度注意力还是低注意力，根源可能是同一种感觉。

我们最终能找到感觉问题的物质基础吗？我认为能。

我在网上还发现很多类似凯丽的自我报告。

· 如果有很多人同时在我周围讲话，比如在拥挤的酒吧，我就会感觉信息超负荷，脑子开始游离于这个世界，什么也分辨不了。

· 我刚关闭了自己，感觉不到任何事情也做不出任何反应，这时候我通常只是绝对静止地站着或坐着，很专注地盯着一个东西。有时候我的脑子飞快地跑走，很难拉回来。

· 我需要安静地坐一会儿，才能重新找回注意力。

· 我常常变得紧张而神经质，但带有一个非常麻木的表情。

· 你的眼睛需要去捕捉他们表达的每一个动作，这就让你无法保持眼神接触，让你看上去非常不专心。

这方面的科学研究呢？我找到两篇假设低注意力和过度注意力都是由过度刺激引起的文章。一篇文章发表在 2007 年的《神经科学前沿》（*Frontiers in Neuroscience*）杂志上，文中提出存在感觉问题的孤独症谱系障碍人士很痛苦，作者称其为"强烈世界综合征"（Intense World Syndrome）。作者写道："神经元的过度处理可能导致他们对世界的感知是非常痛苦的。大脑对此的回应可能是尽量让身体固定在一个小范围的安全行为上，而且强迫地去重复。"还有一篇发表在 2009 年《神经科学与生理行为评论》（*Neuroscience and Biobehavioral Reviews*）杂志上的文章，指出孤独症谱系障碍人士可能生活在被作者称为"一个变化过快的世界"中，他们无法适应周围发生的情况，所以对周围环境采取回避的方式。

无论是哪种情况，都说明并不是孤独症谱系中的一些人感觉到太多外界信息而出现的过度反应，其他一些人感觉到太少信息而出现的低反应。更可能的是他们的大脑都接受了太多感觉信息，行为自我可能表现为低反应或过度反应，而思维自我总是处于超负荷中。

那篇讲述"世界变化过快"的文章提供了几位孤独症谱系障碍成人的真实案例，其中也包括我。我推测谱系症状中常见的回避对方眼神的行为，可能仅仅是无法忍受对方眼睛的运动状态。我问过一些孩子："为什么你要从眼睛边上往外看？"他们说："因为那样我看得更清楚。"至于为什么那样看得更清楚，我也不知道。也许是因为周围世界变化得太快，从眼角往外看不至于视觉信息超负荷？我喜欢这个假说，不过在没有进一步的研究结论之前，这仅仅是个假说。

我曾经就因为行为发生得太快被其他孤独症人士抱怨过，丹尼尔·塔米特（Daniel Tammet）写过他和我会面时的感受，抱怨我提问的速度太快了："她的语速非常快，我发现自己很难跟上她的速度。"另一位孤独症作家唐娜·威廉姆斯（Donna Williams）写道："大部分事情一直在变化，从来没有给我足够的时间准备好面对。这是为什么我喜欢说，这个世界你停一停，我想下车。"

我们没法让快速变动的世界停下来，但至少希望能慢一些。唐娜接着说："努力跟上世界的变化节奏给我带来很大压力。这个压力常常太大，使我一直试图让周围所有的东西变慢一点，让我能有机会休息一下。"她发明的一种让世界变慢的方法是快速眨眼，或者快速开关电灯。"如果你快速眨眼，那你看到的人们的行为就像老式电影一样，一格一格地动。"讲述"世界变化过快"的那篇文章分析了一位有轻度孤独症的人，J.G.T. 范达蒙（J.G.T. Van Dalen），他强迫性地一样一样分析每个物体。对他来说，在这样注意力高度集中的过程中，"时间好像流逝得特别快"。对于观察者来说，他的行为看上去很不正常。他写道："以一个普通人来看，我的动作非常缓慢。"

在每一个这样的案例中，行为自我对观察者来说都显得麻木、缓慢、迟钝，而思维自我有可能感觉完全相反。

过度反应和低反应这两个概念可能是硬币的两面，这个观点具有一些重要的意义。

一个意义是药物学方面的。那篇涉及"强烈世界综合征"的文章作者说："精神科的大部分常用处方药试图提高神经元的活动和认知功能，但我们认为孤独症人士的大脑需要镇静，而且认知功能需要减弱到能稳定发挥的范围。"就我的自身经验来说，当我开始服用抗抑郁症药物（盐酸舍曲林或氟西汀）处理焦虑问题时，这种药物的确让我更平静，让我有余力开始学习社交行为。研究显示，利培酮（一种抗精神病药物）不会直接影响社交核心缺陷，但可以减少烦躁导致的攻击性。不过我认为这种药物也许可以间接地帮助克服社交困难，因为你如果能管理好不良的行为，就至少有机会融入社会，参与更多的活动。（和其他处方药一样，服用这类药物之前必须咨询医生。而且应用药物治疗需要非常小心，特别是儿童有时候容易意外过量服用。）

另一个意义在教育方面。孤独症谱系障碍人士的一个常见症状是无法理解面部表情。20世纪90年代的一系列研究发现，如果给孤独症儿童观看慢镜头播放的面部表情录像，他们的测试结果和普通同年龄儿童一样。讲述"世界变化太快"的文章作者发明了一个软件，这个软件可以把录像和声音变慢，当孤独症儿童处于变慢的环境中，他们开始出现模仿行为，而普通儿童在过慢的环境中无反应。同样，如果研究人员把说话速度放慢，他们发现孤独症儿童对语言的理解力普遍提高了。

过度反应和低反应是一个主题的两个表现，也可能在心理理论中产生影响。在涉及"强烈世界综合征"那篇文章中，作者提出，如果一个人的杏仁核（和恐惧情感相关）被感觉信息超负荷影响，那么这个人的确会表现出反社会行为，虽然实际上他没有这样的意图。"一部分人缺损的社交互动和社交退缩可能不是缺乏同理心的结果，不是没有能力把自己放在另一个人的位置上考虑问题，也不是缺乏情感，而有可能是对于环境信息的感觉过于痛苦和强烈。"在外人眼里，他们的反社会行为，事实上可能是极度恐惧的表现。

就我目前看来，把感觉问题无论分成怎样的三个亚型都是不可信的，我要试着用我经常用的策略，当我对一个主题的了解还不够多时，我会问我自己，我知道什么。目前我对感觉系统的认识是，我们有五种感觉器官，所以我在讨论感觉问题的时候，就会按照五种感觉器官分类（在本章的附加说明中我会列出识别感觉症状的方法和缓解这些症状的实用技巧）。

视觉信息处理问题

我的视觉信息处理能力非常强大，不知道是源于我超常的眼球功能，还是大脑解读视觉信息的能力。我今年 65 岁了[①]，还可以不用眼镜读报纸（我唯一看着模糊的是昏暗餐厅里的菜谱和印刷字号非常小的名片）。当在开会中感觉无聊的时候，我会走神去研究地毯上的编织纹路。我的视力在夜间也非常棒，有时候我甚至不会发现自己在夜间开车时没开大灯。

这不是说我不存在一些视觉敏感问题。当我累的时候，会看到街灯旁边出现光晕，或者像老式计算机屏幕那样闪烁。当在高速上换道的时候，我得非常小心给自己留出足够的空间。如果医生让我脑袋保持静止，眼睛跟着他的笔转动，我会非常难受。治疗师告诉我，我的眼球无法平滑地跟踪。

唐娜的视觉信息处理问题非常严重。她在书中描述："光线在光滑表面的反射就像噪声一样，是造成我视觉信息超负荷的主要原因。对视觉信息敏感的人，任何亮光或光线的反射，都可以

---

① 译注：天宝·格兰丁生于 1943 年。

造成像普通人看到强闪光灯的那种效果。这种影响常常让我无法集中注意力，而亮光也经常导致我出现视觉错觉——人和物体就像被切开了。"一位著名社会活动家、孤独症人士托马斯·麦基恩（Thomas McKean）描述说，他的视觉就像是毕加索的视角，"从一面碎玻璃或镜子中看这个世界"。

更轻微的症状案例，比如我经常遇到有学生患有伊尔伦综合征（Irlen Syndrome）①。这个命名来自一位美国的验光师海伦·伊尔伦（Helen Irlen）。她发现这种症状会导致书写和阅读问题，可以通过使用带颜色的纸张或佩戴偏光眼镜缓解或消除。白纸反射的光线过度刺激了敏感的视觉系统，而使用带颜色的纸张或偏光眼镜可以过滤掉大量光线。

对于伊尔伦综合征症状较轻的人来说，他们看白纸上的字母会有轻微的晃动，但还不太会影响学业成绩。就像很多电子书做的那样，戴有颜色的眼镜可以帮助降低对比度。我也遇到过比较严重的症状案例，其症状已明显影响到学习，纸张上的字变模糊，句子在跳动，线条在消失。这种情况下，带颜色的纸张和偏光眼镜就能起到很大帮助。

我如果发现我的设计课上有学生在绘制作业时，线条是波动的而不是光滑的，就会首先建议他去找医生检查，但有些学生不愿意去检查，不知道为什么。那好吧，我就让他们去打印店翻看有颜色的纸张的打印样本，在所有的颜色中，找出一种能让他们

① 原注：也被称为伊尔伦－米瑞斯综合征（Irlen-Meares Syndrome），在伊尔伦从事研究的同时，新西兰的奥利弗·米瑞斯（Olive Meares）描述了一些人在白纸上看黑字时出现的视觉问题。

把文字看得最清楚的底色。那种颜色可能是棕褐色，也可能是淡紫色，只要是让他们感觉最清楚的那种就行。

我还会让这些学生到商店试戴各种颜色的太阳镜，道理是一样的，你必须要找到让自己看得最清楚的那种颜色。我告诉他们，不要买看着最酷的，要买最好用的。一天，有个学生戴着一副粉色的太阳镜冲到我面前。"哈，格兰丁博士，"她激动地说，"我在经济学测验中得了个 A！"为什么？因为老师的投影屏幕在她眼里不再晃动，她终于能看清教授给出的图表上的数字了。我总是告诉我的学生："如果你因为没用棕色的纸、没把计算机背景色改成淡紫色而考试不及格，那你就太蠢了！"

试戴各种颜色的太阳镜并不会让你损失什么，还可能找到缓解你症状的简单办法。我知道一个 4 岁的女孩，她父母从迪斯尼买了个粉色的太阳镜，她戴上后就可以在沃尔玛超市待上 1 小时，而原来只能待 5 分钟。这对必须带着孩子去商店购物的家长来说是巨大的改善。

听觉信息处理问题

这些年来，我把最常见的听觉信息处理问题整理成了四大类。

•语言输入。有一种语言输入问题是像我在小时候，无法听到句子中的强辅音那样的问题。对我来说，"cat""hat""pat"听起来是完全一样的，因为这些词里开头的辅音读起来非常快。既然听起来是一样的，我就得结合上下文分辨到底是什么词。这就很符合前面那篇讲述"世界变化太快"的文章的假设。另一种语言输入问题是能听到词语，但无法把单词的意思连接起来得到整句的含义，唐娜把这种情况称为"语义盲（meaning blind）"。

• 语言输出。我把这个问题称为"大口吃（a big stutter）"。如果其他人说话比较慢，我小时候是可以听懂的，但我说不出来。我的语言治疗师提出的建议和那篇讲述"世界变化太快"的文章中指出的一样：放慢说话速度。

• 注意力切换缓慢。一旦我集中注意力在一个声音上，我就很难切换到另一个声音上。如果我在谈话中手机突然响了，我的思路就会被彻底打乱。手机铃声会转移我的注意力，而当我努力再回到原来的谈话中时，这之间的注意力转换就会比大多数人慢得多。

• 对声音过度敏感。你如果浏览网页，就会看到很多孤独症谱系障碍人士无法适应过响的和突然发出的声音，比如气球爆裂、警报器、鞭炮的声音。不过也有一些导致他们敏感的声音让你想象不到，有人说"我无法忍受搅拌面条的声音（那种黏黏糊糊的声音特别可怕）"。有时候，对声音敏感并不是无法忍受特定的一个声音，而是在嘈杂的环境中无法辨别目标声音。"你可能会让对方多重复几次，因为你要从刚过去的那辆汽车、三个街区外的狗叫，以及刚从你耳边飞过去的甲虫的嗡嗡声中把对方的声音分辨出来。"

虽然这四大类问题是我遇到过的听觉信息处理问题中最常见

的，但还有大量其他问题存在。例如，我见过几个孩子，他们就像是回声器，可以背出电视广告里的句子，看上去说话没有问题，但他们实际上不知道那些语言的真正含义。很多时候他们甚至不知道语言中会包含很多意义。他们认为意义包含在语调中。和这些孩子相反，我小时候的问题是虽然理解句子包含的意义，但无法说出来。我曾经参与过一项大脑扫描研究，这项研究是把这两种不同的语言困难放在一起对比，但还没有明确结论。

无论表现出什么形式，在孤独症谱系障碍人士中，听觉信息处理问题是个特别普遍的问题。一项 2003 年的研究对比了 5 名孤独症人士和对照组 8 名被试的大脑活动，方法是让他们听一段演讲。孤独症组普遍在大脑语言表达区活动度更低。另一项 2003 年的研究对比了 14 名孤独症人士和 10 名对照组的被试，方法是听一段重复声音中的微妙变化，即不匹配区（Mismatch Field, MMF）研究。脑磁图（Magnetoencephalographic, MEG）的测量结果是对照组的大脑普遍探测到了变化，而孤独症组普遍没有响应。

另外，孤独症谱系障碍人士似乎会倾向于混淆视觉线索和听觉线索，这就让问题更复杂了。通常人们闭着眼睛只听声音的时候，大脑视皮质是关闭的。但是 2012 年的一项 fMRI 研究发现，当孤独症组在闭着眼睛只听声音的时候，他们的视皮质比对照组活跃得多。如果是这样，那么当他们努力专注地处理听觉信号的时候，甚至可能都会因视觉线索分心和困惑。

但这方面的干预仍存在希望，不仅仅是对孤独症谱系障碍人士。一些研究人员开始寻找歌唱疗法的效果。一次又一次，我听到父母和老师说起他们教孩子在歌声中学习说话，也许这之间有科学基础。

在典型发育的大脑中，处理音乐和处理语言的部分有很大的重叠度。经过长期研究，研究人员已经注意到甚至是无口语的孤独症人士也会展示出对音乐的强烈反应。在 2012 年纽约哥伦比亚大学医学中心乔伊·赫西小组的一项研究中（第二章也提起过他们），研究人员通过对 36 名无口语孤独症被试（6~22 岁）和 21 名对照组被试（4~18 岁）的 fMRI、功能性连接 MRI 和 DTI 扫描发现，在语言刺激过程中，孤独症组左侧额下回（和语言关系密切的区域）的活跃度比对照组低，不过在歌曲刺激中，孤独症组在同样区域的活跃度普遍比对照组高。

直到现在，还很少有在孤独症领域的音乐疗法的研究，特别是在如何帮助无口语的孩子获得语言方面。一项 2005 年的研究分析了 40 名 2~49 岁孤独症人士，他们接受了 2 年的音乐疗法治疗。最终，所有 40 位被试都表现出在语言和沟通方面的进步，另外在行为、社交心智、认知、音乐和运动能力上也都有提高。他们的父母和照顾者也报告，这些人在音乐之外的生活领域也表现出进步。

"很遗憾，我们还没有充分开发和利用以科学为基础的音乐疗法，但我们已经知道音乐活动和音乐创作对孤独症人士有益。"2010 年那篇论文的作者总结说："目前还没有系统的研究可以揭示音乐疗法在语言输出机制上的效果，强化干预是否可以导致大脑可塑区发生变化。基于之前和目前的研究，我们希望在孤独症领域，可以尽快发展出有效的音乐疗法。"

2010 年那篇论文的作者之一凯瑟琳·万（Catherine Y. Wan）来自哈佛医学院的神经科学系。在音乐和神经成像实验室，他们自己开发了一种音乐疗法，被称为听觉 – 运动映射训练（Auditory-Motor Mapping Training, AMMT），通过体验电子鼓发出的不同音调来提高语言的产生能力。"治疗师引入需要学习的单词或短句，在诵读单词的过程中配上鼓点。"凯瑟琳·万在 2011 年发表的概念验证研究报告中指出，6 名无口语的孤独症儿童（5~9 岁）在接受 40 次训练（每次 45 分钟，一周 5 次，一共 8 周）后，表现出"理解单词和短语能力的显著提高"，而且"在训练过程中，并没有进行词语的泛化练习"。

不出意料，这篇报告的结论是，目前这类干预手法的使用极为不足。不过我们可以说已经有了科学证明，音乐疗法在提高孤独症无口语儿童的交流上有帮助吗？还不能这样说，不过我可以肯定这些年来从父母和老师那里听到的大量证据是靠谱的。

触摸和触觉敏感问题

作为需要拥抱机缓解焦虑和恐惧的人来说，我的触觉敏感问题明显很严重。我在写其他几本书时也详细讨论过这个问题。不过我的触觉敏感问题还不仅仅是需要深度压力。如果衣服的质地不合适，我就会感觉非常痛苦。我在进行公开演讲的时候，经常会有听众送我 T 恤衫作为礼物，虽然都标注是纯棉产品，而且我在穿之前都洗过，但有些 T 恤的质地柔软，有些质地粗糙。我想不同之处可能来自不同的织法和棉花类型。

其他的触觉敏感问题有什么？你看过后会很惊讶。这些都是我从错误星球网站 ① 上关于孤独症触觉敏感度的帖子里摘抄的：

· "我没法站在湿润的沙子上，大家喜欢的海滩度假对我来说是地狱。"

· "我简直没法触摸柔软的东西……泰迪熊，非常柔软的毯子等，特别是我手很干的时候。那种恶心的感觉我没法用语言形容。"（而这个人喜欢的东西让我感觉非常恐怖："我喜欢能找到的最粗糙的、支数特别低的面料。"）

· "湿的沙子、奶油泡沫、毛巾……这些是让我最难以忍受的东西，特别是在海滩上，抹上了防晒霜的皮肤上面覆盖着沙子，我再用湿毛巾擦去沙子时的感觉。"

· "湿的袖子。"

· "我无法忍受报纸的触觉，就好像在我指尖上爬满了毛毛虫。"

· "海绵非常恶心，虽然很奇怪的是，我以前一直很爱吃海绵。"

· "每次我穿上不够宽松的衣服，皮肤上就感觉像有无数小虫子在爬。"

· "我太讨厌太讨厌太讨厌牛仔裤的感觉了，那么干，那么糙。"

---

① 译注：错误星球（Wrong Planet），2004 年由丹·格罗弗（Dan Grover）和艾利克斯·普兰克（Alex Plank）建立的孤独症论坛，网址是 wrongplanet.net。

- "用湿的手去摸干的狗毛。"
- "从洗碗机里刚拿出来的玻璃杯，摸上去有非常可怕的吱吱声。"

嗅觉敏感问题和味觉敏感问题

有些人对某些气味无法忍受。如果他们走过商场里的香水柜台，就会感觉超负荷。这本书的合著者理查德有个朋友，闻到报纸的味道会头疼。长大后，她依然受不了厚厚的周末版报纸。现在她只看网络版报纸。

有些人无法忍受某种味道，很多时候，这和食物的质地也有关系。我不喜欢黏糊糊的东西，比如没煮熟的蛋白，简直太恶心了（虽然看着像味觉敏感问题，但很可能是个触觉敏感问题）。对一些人来说，薯片在嘴里裂开的声音让他们非常受不了。

和千奇百怪的触觉敏感问题类似，触发味觉敏感问题的因素多样性也是令人吃惊的：

- "任何湿漉漉的谷物或淀粉类食物。"
- "任何打开超过一分钟的碳酸饮料。"
- "墨西哥卷的调料让我发疯。"
- "我从来不去海鲜餐馆，哪怕开车路过都会感觉恶心，我受不了那个味道。"

一些研究人员也许不相信这些自我报告的内容，但对我来说，这些都是非常宝贵的资料，这里不仅包括你无法想象的广泛内容，而且意味着如果你真的想了解孤独症谱系障碍人士的个体症状，必须从可观察到的孤独症谱系障碍人士的行为表现再往前迈一步，去探索他们大脑中的感受。

可是等一等，目前孤独症的诊断不是仅仅依赖行为观察吗？我们目前对孤独症的所有了解不是都来自他们从外部看上去如何（行为自我），而不是其内在的感受如何（思维自我）吗？

是的，这也正是我认为我们需要从现在开始重新认识孤独症大脑的原因。

附加说明

视觉信息处理问题

如何辨别视觉信息处理问题

· 喜欢手指在眼前晃动。

· 读书的时候脑袋倾斜，或者从眼角视物。

· 回避荧光灯（对于 50 ~ 60 赫兹的荧光灯，这个问题格外普遍）。

· 害怕扶梯，无法判断什么时候上，什么时候下。

· 在陌生环境中的行为举止像人失明了一样，比如在陌生的房间不会上楼梯。

· 阅读时感觉字母在晃动。

· 夜视很差，夜间无法开车。

· 不喜欢快速移动的物体，回避自动门和其他快速运动的物体（以及无法预测什么时候会移动的物体）。

•不喜欢高亮度和高颜色对比度，回避鲜艳的对比色。

•不喜欢彩色镶嵌地板砖，或者其他镶嵌成格子或条纹的平面。

缓解视觉信息处理问题的实践技巧

•如果必须要坐在荧光灯下，记得戴上有檐儿的帽子，坐得离窗户更近，或者自己携带老式白炽灯泡的台灯。

•试戴偏光镜片或不同颜色的太阳镜。

•用有颜色的纸张打印阅读材料，如棕色、淡蓝、灰色、淡绿或其他能有效降低对比度的颜色，或者用透明的薄膜覆盖阅读材料。

•寻找不闪烁的屏幕，使用带颜色的屏幕背景。

听觉信息处理问题

如何辨别听觉信息处理问题

•虽然声音正常而清晰，但仿佛没有听到。

•如果有背景噪声，就听不到面前的声音。

•很难听出浊辅音，比较容易听清元音。

•在有巨大响声的地方捂住耳朵。

•在嘈杂的环境中，比如火车站、体育场馆、很吵的电影院中，容易失控发脾气。

•对某些声音感觉刺痛，比如烟雾报警器、鞭炮、气球爆裂声、火警报警器等的声音。

•在听觉信息超负荷的环境中，听觉处理功能被关闭或者声音大小被改变，声音听起来像是信号不好的手机。

• 无法辨别声音的来源方向。

缓解听觉信息处理问题的实践技巧

• 在适当环境中戴耳塞，不过不要经常戴，一天之中至少要有半天是取下来的，否则听觉敏感问题可能会变得更严重。

• 把让耳朵感觉刺痛的声音录下来，减小音量播放。

• 如果处于休息得好、不累的状态，更容易忍受过响的声音和噪声。

• 如果有所准备，可以预知，过响的声音会比较容易被忍受。

触摸和触觉敏感问题

如何辨别触觉敏感问题

• 被家人拥抱时推开对方。

• 脱去全部衣服，或者只穿特定的衣服（最容易带来问题的是羊毛织物或其他粗糙织物）。

• 无法忍受某些质地的织物。

• 需要钻入厚枕头或毯子下面体会深度压迫刺激，喜欢被毯子卷起来，或者在狭小的空间中被挤压（比如挤入床垫和床架之间）。

• 轻微的触摸都会导致情绪失控。

缓解触觉敏感问题的实践技巧

• 体验深度压力可以帮助孤独症人士满足触觉敏感问题的要求，也可以帮助他们体会亲密接触的感觉。大部分孤独症人士的触觉敏感问题可以被缓解，他们也可能学会忍受拥抱带来的不适感，比如通过穿戴重量背心，或者压在重垫子下，或者接收有力度的按摩。

• 对粗糙的衣服脱敏比较难，可以把新买的衣服多洗几遍再穿，剪掉所有的标签，或者反穿（让缝线与皮肤不直接接触）。

• 对身体检查的敏感有时可以得到缓解，比如用力压住需要体检的部位。

嗅觉和味觉敏感问题

如何辨别嗅觉敏感问题

• 回避某些物体和气味。

• 被特定的气味吸引。

• 暴露在某些气味中容易失控发脾气。

如何辨别味觉敏感问题

• 只吃某些食物。

• 回避某种质地的食物。

缓解味觉和嗅觉敏感问题的实践技巧

我听过一个笑话：一个人走进医生办公室，举起双手超过头说："大夫，我这样做的时候就会疼。"大夫说："那你就别那样做。"

这也是我处理味觉和嗅觉敏感问题的策略，如果不喜欢，那就别做。但如果一个人喜欢恶臭的味道，可以让他试着闻强烈好闻的气味，比如薄荷味，或者其他芬芳气味。

第二部分

重新思考孤独症大脑

第五章　超越标签

我盯着杰克，他 10 岁，只上了三节滑雪课。我那时在上高中，已经上了三年滑雪课。我看着杰克从我身边滑过，上了斜坡，做了一系列华丽的转弯，然后一个完美的跳跃。而我还在苦练怎么做好第一个转弯，而且每次我试图跳跃的时候都会摔倒，直到我再也不敢尝试。

杰克有什么特别的地方？

没有，他不特别，特别的是我，以及我的孤独症。回想当年，我可怜的运动表现和我的孤独症之间的联系非常明显，不过当时我并不知道。直到我 40 多岁，脑部扫描显示我的小脑（帮助控制运动协调的部分）比正常值小 20%，我才明白这意味着什么。我无法把滑雪动作连贯起来而不摔跤，这是因为什么呢？是因为我有孤独症，还是因为我有个小一些的小脑？

两个答案都是正确的。但哪一个更有用，这取决于你想知道什么。如果你需要一个诊断，一个帮助你整体上了解自己是什么样的人的标签，那么"我有孤独症"也许就足够了；不过如果你想知道我为什么会在滑雪中表现成那样，你想找到这个症状的生物学根源，那么更好的答案是"我的小脑比较小"。

这个差别非常重要，这是诊断和根源的差别。

前一章我们讨论了感觉问题的分类，这也让我开始重新思考任何标签的局限性。我意识到两个不同的标签——感觉反应不足和感觉反应过度——可能描述了同样的体验：超负荷的输入信息。标签有时候可能有用，但就像滑雪的例子，标签的使用取决于你想知道什么。你是想知道从外界来看行为是什么样子的，还是想知道内在的感受是什么？你是想知道这一系列症状的描述，也就是一个诊断？还是想知道一个特定症状的内在根源？

经常有父母来问我："最初我孩子被诊断为高功能孤独症，然后被诊断为 ADHD，之后又被诊断为阿斯伯格综合征，他到底得了什么病？"我理解这些父母的困惑。医疗系统中（特别是精神科领域）充满着被标签锁定的思维者，父母被医生的思维锁定，而父母也可能成为这个僵化系统的一部分。他们会问我："对于一个孤独症孩子，最重要的一项任务是什么？""我家孩子有不良行为，我该怎么办？"这些父母想过这些问题究竟是什么意思吗？

我把这类思维模式都称为被标签束缚的思维，每当一件事有了一个固定的名称，人们仿佛就不想再追问这件事到底是什么了。在生活的其他方面，我也经常遇到这种被标签束缚的思维模式。一个畜牧农场的主人对我说："我的马太野了，我该怎么办？"或者那些读过我关于动物行为的书的人会问我："我的狗很疯狂，应当怎么办？"嗯，首先，你应当告诉我"野"和"疯狂"是什么意思，如果你不给出具体例子，我无法得知这些名称的含义到底是什么。是这只狗试图咬陌生人的手，还是它见到陌生人过于高兴就扑了上去？

我举这些例子是想说明一个观点：不要关注泛泛的标签，告诉我具体的问题是什么，让我们来分析某个特定的症状。

对于想获得我建议的父母，我问的第一个问题通常是："你的孩子多大了？"因为给 3 岁孩子提的建议和给 16 岁孩子提的建议完全不同。

第二个问题是："他是否会说话？"如果是无口语的孩子，我们要做的是教他一些具体的交流方式，看什么会发生。如果是会说话的孩子，我会接着问："他的表达能力如何？"如果父母的描述过于模糊，我会让他们给我一些具体的例子。我想知道这个孩子是否可以说完整的句子，是否有语法错误。他是否只会说单词，是否发音准确，是否会把"ball"发成"buh"——就像我小时候那样。

这个孩子是否可以和人保持对话？他是否可以在快餐店按照顺序点餐？如果不能，那么你首先需要教他最基本的社交规范，从轮流、等待和礼貌用语开始。

他是否很难交到朋友？他上什么学校？他是否有特殊兴趣？

我可以一直问下去。无论孩子是否有孤独症，我们每个人都有独特的个性，我们都有一系列独特的技能、习惯、倾向、不足。我不知道一个完全"正常"的大脑到底是什么样的，一个在各个参数上都处于平均值的大脑，具有平均的神经连接数量，平均的杏仁核尺寸和小脑尺寸，平均的胼胝体长度……这样的大脑会不会让人感觉非常平庸？

我们每个人都多多少少从平均值偏离出来，大脑中产生一些独特的变化，让我们成为独特的个体。以胼胝体为例，胼胝体是连接左右半球新皮质最大的联合纤维。而我的胼胝体，具有比平均值更多的连线，不过很明显还有其他人比我的多，也有人比我的少但高于平均值，有人正好在平均值，有人少于平均值。我大脑语言回路的分支比正常大脑多，可以说，语言回路分支的数量就也是一个连续谱，小脑的尺寸可能影响了我的滑雪量技术，那么尺寸是另一个连续谱，某人 DNA 中的新生 CNV 的数目，这些 CNV 在染色体上的具体位置，都是可变的连续谱，每个个体都不一样。我有时常常想，"正常"和"异常"的边界到底是黑白分明的，还是个连续谱，在每个位置都有分布。

1994 年，美国精神医学学会在 *DSM-IV* 中加入了阿斯伯格综合征，形成了孤独症谱系的概念，但"谱系"这个概念本身也一直在变化。2011 年发表在《自然》杂志上的一篇文章提到："在科学界，很多人接受这个观点，即某些孤独症特征，比如社交困难、狭隘兴趣和交流问题，在普通大众和孤独症谱系障碍人士之间是个连续谱。"

也就是说，你其实并不需要获得孤独症谱系障碍的诊断，你就已经处于一个"谱系"中了。

这个观点被心理学家西蒙·巴伦－科恩（Simon Baron-Cohen）介绍给大众。2001 年他和同事在英国剑桥大学孤独症研究中心设计了"孤独症谱系商数问卷"（Autism-Spectrum Quotient Question-naire，简称 AQ 问卷）。这个问卷不是诊断工具，任何人都可以在网上测试，看你落在了"谱系"的什么位置。有些人可能会怀疑自己有阿斯伯格综合征，或者只是想看看自己有哪些孤独症特征。如果这些特征被放大，是否就符合某个标签？

除去其他影响，AQ 问卷让很多人开始重新思考行为的意义——特别是那些孤独症特征行为。这些特征行为其实也多多少少存在于普通人群中。自己的行为，邻居的行为，同事的行为，或者奇怪的奈德叔叔着迷于集邮的行为。那些原来看上去非常特别、极其古怪的行为现在有了不同的意义。

这个问卷包括 50 个问题（参见附录），每个问题有 4 个选项，从"非常同意"到"非常不同意"。一个可能显示出孤独症倾向的问题是："我宁愿去图书馆而不去参加聚会。"一个远离孤独症倾向的问题是："我发现人比物对我的吸引力更强。"当巴伦－科恩和他的同事在临床研究范围内应用这个问卷的时候，对照组的平均得分是 16.4（满分 50），被诊断为孤独症或其他相关障碍组的得分有 80% 在 32 分以上。如果得了 33 分，你就在孤独症谱系里吗？也不一定。那 36 分，或者 39 分呢？有没有一条明确的线来划分？

那些习惯被标签锁定的思维者们很想知道一个明确的答案。

这种僵化思维模式会带来很多害处。对一些人来说，标签成了他们的自我定义，这很容易导致我常说的"残疾人心态"。比如，一个人获得阿斯伯格综合征的诊断，他可能会想："这个诊断到底意味着什么？""我是不是一辈子都很难找到工作了？"他们就会在整个生活中开始纠结于他们不能做什么，而不是他们能做什么，或者至少可以试图去改变什么。

如果孤独症谱系障碍人士周围的很多人是被标签锁定的思维者，哪怕他们对自己的诊断表示理解和认同，也会一直担心其他人怎么看。老板会怎么想？同事们呢？家人呢？我认为在硅谷高科技公司工作的人，如果他们想要个诊断的话，可能会有一半被诊断为阿斯伯格综合征，但绝大部分人是不会去做诊断的，事实上带个标签并不会让他们的现有生活得到改善。我去过一些人的办公室，和很多人近距离接触过，我的网页的大量点击率来自硅谷和其他高技术产业密集区的人。如果是上一代人，这些人也许会被简单地认为是"有天赋的怪人"；而现在，有了一个精神类疾病的诊断，而他们是不会主动去获得这个诊断的。

被标签锁定的思维模式也会影响治疗。我曾经听到有医生谈起一个孩子的肠胃问题，"哦，他有孤独症，这类孩子的肠胃问题很普遍"，然后就不认真处理肠胃问题了。这非常荒谬！在孤独症谱系障碍孩子中肠胃问题很常见，并不意味着他们的肠胃问题是无法治疗的。如果你想帮助这些孩子解决肠胃问题，你就要关注他们的肠胃，而不是他们的孤独症。

另外，被标签锁定的思维模式还会影响科学研究。在孤独症视觉问题上的一项研究总结说："这个领域的一个'诅咒'是：标准偏差。分析从 ASD 组获得的数据，标准偏差总是比对照组至少大两倍。"标准偏差至少大两倍，也就是说你的研究样本特征非常分散——如果你不考虑把 ASD 分亚型的话，标准偏差没法变小。我们必须把孤独症谱系障碍人士分亚型，必须把样本区分开来。你把那些戴偏光眼镜就能恢复视觉信息处理困难的人和那些从眼角看物的人混合在一个组里，也就相当于你从一开始就没分清苹果和橘子。标准偏差不是"诅咒"，而是研究人员自己制造了障碍，放在自己的面前。

我还见过一些关于感觉问题的研究，得出的结论是偏光眼镜或加重背心不适合孤独症谱系障碍人士。我读着这些文献，自言自语道："可是我真的知道偏光眼镜对一些人管用，我也见过穿上加重背心感觉到有帮助的人。"一次又一次，我最终意识到这些研究的问题所在，孤独症谱系障碍人士并不都存在同样的感觉问题。如果你征集了 20 个孤独症谱系障碍人士做研究，其中因为戴偏光眼镜和穿加重背心受益的人只有三四个人，然后研究人员就总结说，"嗯，从数据上看，这个设备只对 15% ~ 20% 的孤独症谱系障碍人士起作用。"你难道不应当得出一个正面的结论吗？为什么不可以说戴有颜色的太阳镜对某些孤独症人士的视觉问题有作用，适用于孤独症谱系中的一个亚型呢？

我并不是说标签不必要，我们当然需要诊断标准。如果没有凯纳医生归纳出的标签，孤独症不会被纳入医疗体系，也不会被诊断、被治疗，还很可能被社会忽略。标签具有不可置疑的重要性，在医学、教育、保险和社会福利项目上，都是必需的。而且如果你是孤独症领域的研究人员，也需要用标签来分组。

不过有时候标签不是必要的，因为孤独症谱系不是那种能覆盖所有人诊断的标签。

无论 DSM 如何定义孤独症，诊断都会是不准确的，这是孤独症谱系障碍的自然特点。DSM-III 引入孤独症和相关障碍诊断填补之前的空白，随后的几版都试图纠正之前孤独症和其他相关障碍的诊断标准的错误。但不幸的是，我不认为目前的最新版——DSM-5，对于理清混乱的局面有任何帮助。在某种意义上，它可能让局面更复杂了。

在 DSM-IV 中，孤独症的诊断依赖三个标准，被称为三联征或三元模型：

- 社交互动的缺陷。
- 社会沟通的缺陷。
- 刻板、重复及仪式化的行为、兴趣和活动内容。

前两个标准看上去差不多，都涉及社交核心问题。事实上，这也是在 *DSM-5* 中这两个标准被合并的理由。在 2010 年提交给联邦孤独症协调委员会的报告中，*DSM-5* 的神经发展工作小组的主席说："沟通缺陷与社交缺陷之间存在内在的关联，它们是同一症状的两种不同表现形式存在于不同的情境之中。因此，*DSM-5* 改为使用两个标准或二元模型。"具体标准如下：

- 表现出社会沟通和社交互动的缺陷。
- 刻板、重复的行为、兴趣和活动内容。

我可以理解为什么美国精神医学学会决定把三条诊断标准改成两条。把社交项和行为项分开的确有科学基础，两者在生物学上是不同的。研究人员关于老鼠的实验结果表明，利培酮不会影响社交行为，但会影响刻板行为——可能是因为让老鼠镇静下来了。反过来，研究人员还发现老鼠的社交行为可以被训练塑造，而刻板行为无法通过训练改善。这些结果告诉我们刻板行为和社交问题是在大脑的不同系统中运作的。所以这两条诊断标准承认了两个系统之间的区别，是合理的。

DSM-5 的孤独症诊断标准中把社交互动和社会沟通放在一起也有不科学的地方。社交互动包括与人沟通的非语言行为（如目

光接触和微笑），而社会沟通包括语言或非语言能力（如分享观点和兴趣）。社交互动缺陷和社会沟通缺陷真的属于同一领域吗？无法说出语言，或者无法掌握语法和句法（也可以称为特殊语言障碍或语法—语义障碍），同语调异常或者在沟通中用词不当（也称为语用语言障碍或语义—语用障碍），这两种问题真的来自大脑的同一个机制缺陷吗？语言机制和社交意识从神经学上来说是那么密切相关吗？我很怀疑，而且不仅仅是我在怀疑。

2011 年发表在《孤独症和发展障碍》（*Journal of Autism and Developmental Disorders*）杂志上的一篇文章调查了超过 200 篇应用 fMRI 和 DTI 技术的孤独症领域的研究，以确定 *DSM-5* 的两条标准模型在神经影像学方面是否有科学依据。作者的结论是："只有一部分。"他们发现神经影像数据支持把行为项和社交项分成两个类别，这点不奇怪。不过他们也发现神经影像数据支持把社交项进一步分成两个类别，但不一定是 *DSM-IV* 分成的那两个类别。

DSM-5 也改变了诊断本身的范围。在 *DSM-IV* 中，孤独症谱系所属的大类是广泛性发育障碍，其中三个诊断属于孤独症谱系：[1]

- 孤独症障碍（也称为典型孤独症）；
- 阿斯伯格综合征；
- 未特定的广泛发育障碍（非典型孤独症）。

DSM-5 只列出一个名称：

---

[1] 原注：*DSM-IV* 中的广泛性发育障碍还包括雷特综合征和儿童瓦解障碍。

•孤独症谱系障碍

所以你可能会问，阿斯伯格综合征和未特定的广泛发育障碍（PDD-NOS）为什么被合并进了谱系？让我们一样一样来分析。

阿斯伯格综合征与典型孤独症最大的区别是不存在语言发展迟缓。如果孩子表现出语言发展迟缓，就像我这样，通常是被认为患有典型孤独症（当然也要符合所有其他标准）。如果孩子未表现出语言发展迟缓，那么就属于阿斯伯格综合征。在 DSM-IV 被诊断为阿斯伯格综合征的一些人，以目前的诊断标准应当是孤独症谱系障碍。对于被诊断为孤独症谱系障碍的人，并不需要考虑他是否存在语言发展障碍。

美国精神医学学会表示，那些已经被诊断为典型孤独症的人将会保留诊断。不过如果阿斯伯格综合征人士只满足新的两条标准中的社交项（在社会沟通和社交互动中有缺陷），而不满足重复行为和刻板/固着兴趣（fixated interests）那项，他们将不再属于孤独症谱系，而是换成另外一个大类:沟通障碍[1]。在新版 DSM 中，编著者为没有重复行为和刻板/固着兴趣的原阿斯伯格综合征人士在沟通障碍的条目下增加了一项叫作"社会沟通障碍"的诊断。我认为这样的分类毫无道理（首先，社会沟通障碍只是社交障碍的一部分，不包括其他社交能力的缺失；其次，社交障碍是孤独症谱系障碍的最核心问题，远远超出重复行为和刻板/固

① 译注:沟通障碍和孤独症谱系障碍都归属于 DSM-5 中的神经发育障碍，神经发育障碍中还包括智力障碍、注意缺陷多动障碍、运动障碍、特殊学习障碍等。沟通障碍中还包括语言障碍、口吃等。

着兴趣的意义）。所以，有一个不在孤独症谱系障碍范畴下的社会沟通障碍，就好比有一个不在孤独症诊断范畴下的孤独症诊断。

另外，原来被诊断为阿斯伯格综合征的人还有可能发现他们不仅仅被排除在孤独症谱系障碍之外，而且不再归属于神经发育障碍这个大的类别下。他们还很可能因为行为和情绪问题，被诊断在其他类别下，比如"破坏性的、冲动控制和行为障碍"。这一决定权最终掌握在某个医生手中，如果你认为这种诊断根本不科学，我完全赞同。

首先，作为一名生物学家，我发现"破坏性的、冲动控制和行为障碍"这个大类的科学性非常值得怀疑。这个类别包括了六条主要诊断。就我所看到的，只有一条具有科学基础——"间歇性爆发障碍"①。该诊断的神经影像数据可以显示你缺乏从额叶皮层到杏仁核的自上而下的控制，你很容易情绪爆发，后果可能是被解雇或被逮捕。不过这个大类中的其他诊断是什么意思呢？品行障碍？反社会人格？纵火症？盗窃症？我不禁会想：如果儿童获得了这个标签，是不是就不用给他们安排特殊的服务了，直接把他们交给警察算了。美国精神医学学会为什么不把这个大类直接叫"投进监狱"呢？

其次，这种诊断忽视了天资聪颖，但在不适宜的环境中饱受焦虑、不安"折磨"的阿斯伯格综合征或高功能孤独症人士。比如"对立违抗障碍"的标准是：行为的扰动会导致临床上显著的

---

① 译注：破坏性的、冲动控制和行为障碍是 *DSM* 中新的大类，包括对立违抗障碍、间歇性爆发障碍、品行障碍、反社会人格障碍、纵火症、盗窃症等。

社交、教育和职业活动的障碍。我对你保证，如果你让一个上三年级但可以学习高中数学的孩子去一遍一遍地做小学数学练习，他肯定会表现出对立违抗行为，因为他太无聊了。

我为什么会如此肯定？因为我看到过不少这样的案例——有些孩子被认为在学校有严重的行为问题，直到你让他去学符合他大脑能力的功课。之后，他的行为就趋于正常化了，他会变得投入且积极，甚至成为模范学生。

我们再一次看到标签锁定思维者的局限性，甚至危险性，那些从外界能观察到的行为和内在根源的差异。

对 PDD-NOS 来说，在 *DSM-IV* 中，非典型孤独症的定义是个包罗万象的标签："表现不符合典型孤独症的诊断标准，因为出现的年龄较晚，症状不典型，或者症状不完全。"在 *DSM-5* 中，原来被诊断为 PDD-NOS 的人可能会发现他们不再符合孤独症谱系障碍的诊断，一些人有可能被贴上其他神经发育障碍的标签：智力障碍、智力或整体发育迟缓等。难怪这么多家长会感觉诊断标准好像每年都在变化中。

不过对大部分人来说，*DSM-5* 不会带来什么诊断结果的变化。根据 *DSM-5* 的内容，我还是会被诊断为孤独症谱系障碍。无论是社交障碍还是重复行为——我完全符合。对于小的变化极端不适应——我小时候有固着的兴趣，是的，我曾经如此；感觉反应过度——你看过我的拥抱机。

但是对一些人来说，*DSM* 的改变就会带来很大影响。2012 年的一项调查研究统计了 657 个案例，他们原来在 *DSM-IV* 中被诊断为广泛性发育障碍下的三个孤独症类型之一，其中的 60% 还会被 DSM-5 诊断为孤独症谱系障碍，而 40% 不会。仔细分析这些人的诊断，研究人员发现在之前获得过典型孤独症诊断的人中，有 75% 的人在 DSM-5 中还会获得 ASD 的诊断，不过在之前获得阿斯伯格综合征诊断和 PDD-NOS 诊断的人中，分别只有 28% 和 25% 的人还会获得 ASD 的诊断。

之后的一项研究只针对原来获得 PDD-NOS 诊断的人，研究得到了更乐观的结论：10 名根据 DSM-IV 诊断为 PDD-NOS 的孩子中，有 9 名还符合 DSM-5 中 ASD 的诊断。但这两项研究的巨大差异会给父母们带来更多困惑，更不用说给科学家们带来的困惑了。

诊断标准的变化在实际生活中会给人们带来什么影响？那些原来获得阿斯伯格综合征诊断的人，如果重新被诊断为孤独症，是否会在社会环境中遭遇不同对待？他们自己会是什么感受？这些变化会在医疗保险方面带来什么变化？社会服务方面呢？典型孤独症人士通常比阿斯伯格人士需要更多的社会服务。随着孤独症谱系障碍人数的增加，他们会和以前一样享受同等的帮助吗？这些问题在每个州都会不一样，不过这个变化为这一切带来了希望。

科学研究方面如何呢？任何使用 DSM-5 标准的孤独症研究，在选择样本时，也许会把语言发展有迟缓的样本和语言发展无迟缓的样本放在一个组而未区分亚型。例如，我们在文献中发现感觉问题普遍在语言发展迟缓的人群中表现得更严重。那么，这些研究人员如何区分 DSM-5 之后对感觉问题的研究和之前的感觉问题研究呢？

对我来说，DSM-5 中的孤独症谱系障碍诊断看起来像是委员会开会的结果。一群医生们坐在会议桌前争论着保险条款。感谢标签锁定思维者们，我们现在有了这么多的标签，而我们的大脑系统都不足以理解或记忆它们了。

回到 1980 年，*DSM-III* 首次推出了孤独症的诊断标准，那时我们还不怎么了解大脑，也不知道太多 DNA 的测序知识。现在虽然还无法把最新的科学知识应用到 *DSM* 诊断标准中，但我们已经知道了更多，不过我认为，我们所能做的是重新思考孤独症大脑。不是像以前那样列出一系列行为症状，归类加标签，而是要开始针对某个具体的症状，试图分析出可信的根源。我们的科学研究应当到了把症状和生物学基础联系在一起的时候。

从 1943 年凯纳医生提出孤独症这个概念，之后的 30 年间，精神科医生的关注重点是发现疾病根源，因为在那个时期精神分析理论正占统治地位，所以根源就被假设为父母的行为，特别是母亲的行为。

让我们把这个阶段称为孤独症历史发展的第一个阶段，也就是从 1943 年到 1980 年，美国精神医学学会出版 *DSM-III* 之前。

DSM-III 体现了精神疾病领域在往更科学严谨的方向努力，包括给出了第一个正式的孤独症诊断标准。从那以后，这个领域的关注点就集中在孤独症应当包括哪些特定症状才能使诊断更准确。

让我们把这个阶段称为孤独症历史发展的第二个阶段，即从 1980 年到 2013 年，也就是 *DSM-5* 发布之前。

诊断标准可以且会继续变化，不过现在我们应当到了把关注重点再次转移的时刻。感谢神经科学和遗传学的最新科研成果，我们应当可以进入孤独症历史发展的第三个阶段了，重新回到第一个阶段的目标：发现孤独症的成因。但和第一阶段有三个明显的区别：

第一，我们不再从精神分析途径获得成因，而是扎根于大脑和遗传领域的科学研究。不再幻想出"冰箱妈妈"，而是寻找神经学和遗传学方面的客观证据。

第二，因为大脑的复杂度相当高，我们知道研究结果肯定不会指向单一原因，而是很多因素的结合。

第三，我们不是在为孤独症寻找整体原因，而是要为孤独症谱系中的每一个典型症状寻找具体原因。

如果你还处于第二历史阶段的思维中，你会说，因为我有孤独症，所以我的滑雪技术很差。而处于第三历史阶段的思维者会说：我滑雪技术很差，可能是因为我有一个比正常体积小的小脑。

处于第二历史阶段的思维者会说，让我们用诊断把这些人归类。处于第三历史阶段的思维者说：不要关注诊断，不要关注标签，让我们集中精力在具体症状和成因上。

目前很多孤独症研究还是基于孤独症诊断标准选择样本，我认为要替换成，或者至少附加上需要基于主要症状选择样本。正如我从凯丽的咖啡店描述中学到了很多关于感觉问题的认识，我认为研究人员需要停止对自我报告的忽略，开始非常谨慎地分析自我报告，用新的方法选择出可信的数据，然后他们就可以根据新的数据归类选择实验组了。

我曾经带过一个研究生，她在看牲畜处理设备的设计图时会看到曲线之间有波浪线，有时在看单词时只能看到字母的碎片。她不属于孤独症谱系障碍人士，不过她的这些症状和唐娜·威廉姆斯描述的视觉问题非常接近，而唐娜是孤独症人士。

我认为应当把她们两位的脑部扫描做一个对比，看看她们的大脑中什么区域会亮，看看到底问题发生在什么地方。

我们还可以专门研究那些不会上下滚梯的人，或者专门研究那些不能在夜间开车的人。让我们仔细选取一些亚型，和没有问题的对照组对比。正如可以把一分钟能打 180 个词的秘书同一分钟打 90 个词的秘书放在一起对比，给他们做脑部扫描，比较异同，运动皮质对比运动皮质，视皮质对比视皮质。

我欣喜地看到，有些研究人员已经开始认识到孤独症谱系标签的局限性，认识到需要把研究目标范围缩小。2010 年一篇孤独症神经影像研究的综述说："对孤独症来说，我们越来越清楚地认识到用一个生物标志辨识它的可能性几乎没有，这个谱系的变化度如此之大。从这个角度来说，搞清楚带有更具体症状的不同孤独症亚型的定义，将会是未来进一步阐明这种复杂疾病根源的关键。"

但我个人会困惑是需要去努力根据症状对孤独症亚型进行分类，还是就基于每个具体的症状来讨论问题。我们是要避免可能陷入无休止争论的亚型分类中，还是现在就从一个症状一个症状的角度出发，最终让我们在诊断和治疗方面都进入基于个体症状的时代。

我的朋友沃尔特·施耐德，其所在的匹兹堡大学的研究小组发明了高清晰度纤维跟踪（HDFT）技术，提出了下面的观点，这可能是因为他从自己的经验中看到了这样做的潜在价值。

他说："我们需要寻找可操作的新的诊断方法。不是那种对他们说：'看，你和大众不一样。'而是要具体给出你在某方面表现异常的原因是什么，且告诉他们基于对原因的了解，最有效的治疗方法是什么，最可能达到的预后是什么。我们想一步一步深入每个个体独特的大脑中，不是通过分组研究，而是真正的个体化研究，然后我们才能有信心对家长说：'这是目前你孩子的状况，而那是我们希望的结果。我们会设计在未来两年内让你的孩子产生有效交流的方法。'"

在遗传学领域，你也可以看到类似的观点开始浮现。耶鲁大学神经遗传学家马修·斯泰特（Matthew W. State）认为未来的方向是从对照组实验到个体化治疗。在 2012 年《科学》杂志的一篇文章上，他和同事奈纳德·赛斯坦（Nenad Šestan）建议研究人员从医学其他领域的观念转变中获得灵感来分析孤独症问题。"例如，心脏疾病和脑卒中的预防都部分依赖于对高血压的管理。"他们写道，"对 ASD 和精神分裂症来说，我们也要借鉴同样的思路。"不同的行为症状可能来自同样的遗传根源。赛斯坦和斯泰特在文章的结论中预计试验性治疗将会围绕着"共同的机制"来组织，而不是根据目前精神类疾病的诊断类别。他们并不怀疑重新思考孤独症大脑是项非常有挑战性的任务，不过像施耐德一样，他们预见到了未来治疗的发展方向不仅仅会变得更有效，而且会更个体化。

20 年以后，我想象那时候的人们会认为目前的诊断内容都是垃圾。所以我认为，与其接着等 20 年出现新的 *DSM* 版本后再开始清理这个乱象，不如现在就多走一步，利用已经有的技术资源和科学成果，马上开始进入孤独症历史发展的第三个阶段。

下面你将看到，这正是我的选择。

第六章 了解你的优势

几年前，一位来自加拿大蒙特利尔大学普腊里河医院的孤独症研究人员米歇尔·道森（Michelle Dawson），问了自己一个非常重要的问题。她反思自己以往关于孤独症大脑的研究，正如世界各地其他关于孤独症的临床研究一样，都在关注认知障碍——问题出在哪里。她意识到尽管一个孤独症谱系障碍人士可能表现出独特的优势——在普通人身上这种独特性通常被称为特长，我们也会认为孤独症谱系障碍人士的优势来自大脑神经的错误连接，但如果不是呢？她问自己，如果这种不同的连接并没有对和错的区别，仅仅是连接不同，那会怎样呢？

她和她的同事们开始调研文献。果然，他们发现研究的重点通常都集中在孤独症的负面作用，尽管一些研究中有正面结果，但不是结论重点。普腊里河医院孤独症项目的负责人劳伦特·莫隆（Laurent Mottron）是道森的合作者，他说："研究人员对孤独症组做 fMRI 扫描研究后，普遍认为某些大脑区域的独特活动意味着大脑缺陷，而对照组的大脑结构就被简单地认为是健康的。"比如，当研究人员测量大脑皮质体积时，会自动把偏离平均值看成缺陷，无论大脑皮质是更厚还是更薄。甚至如果一项研究的确发现孤独症组在某些任务中存在优势，研究者都会认为是大脑对于缺陷结构的一种补偿反应。2009 年《英国皇家学会的哲学会刊》（*Philosophical Transations of the Royal Society*）中的一篇文章说："这种逆向假说很少被证明是正确的。"

道森和她的同事们开始推出自己的实验方法来测定孤独症谱系障碍人士的智力水平。在 2007 年，他们设计了一项研究，使用两种常用的智商测验：韦克斯勒儿童智力量表和瑞文推理测验。韦克斯勒儿童智力量表包括 12 个子项目，一些测试语言能力，一些测试非语言能力（比如用积木拼出图案）。瑞文推理测验都是非语言项目，包括 60 个题目，要求被试从一系列几何图案的逻辑性中，推理出最后一个图案，从 6 或 8 个选项中找出正确的答案。这些测试都由第三方不知道实验目的的神经心理学家执行，实验对象包括 51 名孤独症儿童和成人，以及 43 名对照组儿童和成人。

实验结果引起大量关注，道森和她的同事们发现孤独症组的智商测试结果依赖于测试的类型。在韦克斯勒智力测试中，1/3 的孤独症组被试被归类为低功能（智商分数小于 70）；在瑞文推理测试中，只有 5% 的被试被归为低功能，而 1/3 被归为高智商（智商分数大于 130）。在韦克斯勒智力测试中，孤独症组被试的平均智商分数远低于人口平均值；而在瑞文推理测试中，他们的平均分处于正常范围内。我自己也在瑞文推理测验中获得过非常高的分数。

为什么两个测试的差别这么大？也许除去智商因素，韦克斯勒智力测试的回答正确率还依赖于获取信息和技能所需的社交能力，而瑞文推理测试纯粹依赖视觉和推理。

　　道森小组把他们的惊人发现发表在 2007 年的《心理科学》（*Psychological Science*）杂志上，他们写道："我们的结论是，孤独症谱系障碍人群的智商被普遍低估了。"

　　"孤独症领域的科学家们经常把这个群体的独特特长作为轶事，但很少作为研究重点。"这篇文章的作者之一伊莎贝尔·苏利艾斯（Isabelle Soulières）说，"现在终于有人开始对研究特长感兴趣了，这有助于我们对孤独症的进一步理解。"

　　这种对待孤独症的新态度和我上一章描述的孤独症历史发展的第三个阶段的思维方式吻合。我们可以开始一个症状一个症状地研究孤独症，我们可以在个体大脑的层面上研究孤独症的症状。

　　不要误解我。我并不是在说孤独症是一件好事，所有孤独症谱系障碍人士都应该庆祝他们拥有普通人没有的特长。相反，孤独症谱系障碍人士面临很多常人难以想象的困难。如果我们能够一个案例一个案例地去认识和发现每个孤独症谱系障碍人士的真实特长，就能更好地决定他们的未来发展。在第四章谈到的无口语的凯丽，她曾经写道："我需要你们的帮助来改善我的大脑功能。"第四章我们还谈到另一位无口语孤独症人士蒂托，当记者问他"你希望变得正常吗？"蒂托写道："我是蒂托，为什么要变成迪克？"对于蒂托来说，"行为自我"可能看上去奇怪，但"思维自我"不比其他人差。

　　我还想澄清的是，当我说"优势"或"特长"的时候，并不是指像某些人在学者综合征（savant）中表现出的惊人能力，比如斯蒂芬·威尔希尔（Stephen Wiltshire），他坐直升机在伦敦或罗马或其他城市上空环绕一圈，就可以画下包含有建筑窗户细节的全景图；或者莱斯利·莱姆基（Leslie Lemke），他只要听到一首乐曲的片段一次——任何形式的乐曲，包括复杂的经典交响乐——都能够在钢琴上复弹出来。只有 10% 的孤独症谱系障碍人士属于学者综合征范畴（虽然大部分学者综合征人士属于孤独症谱系）。

那么，我们到底要寻找什么样的特长？尽管，在早期的研究中，并不把孤独症的某些特征看成特长，但近年来，研究者注意到这个群体比普通人更关注细节。让我们从这个特征开始，看看能得到什么。

自下而上的思维

很多孤独症谱系障碍人士真的非常善于看到细节。一位研究人员说："当他们进到房间，看到的第一样东西往往是咖啡桌上的残垢，以及 17 个地板方格。"这听上去有点夸张和以偏概全，不过意思是对的。

科学家们把这个特征标记为"弱中央统合能力"（weak central coherence）——听上去是个缺陷。弱中央统合能力是社会沟通和社交互动核心障碍的主要根源，一直是孤独症正式诊断的一部分。通俗地说，你可以认为，孤独症谱系障碍人士不善于把整体图像结合到一起，他们首先看到树木，但看不到森林。

我们描述过蒂托面对一扇门的场景，他先看到门的一系列特征——颜色、形状、物理特征（有铰链）、功能特征（让他进入房间）。只有当收集了这个物体足够的细节信息之后，他才能把这个物体命名到"门"这个概念下。当我和他在医学图书馆会面的时候，我让他描述一下房间，他没有描述房间中的物品，而是先描述房间中的色块。

我个人的体验远远没有这么极端，不过当我面对周围环境的时候，也是倾向于先看到细节，而不是全局。在我小时候，我最喜欢的重复行为是抓起一把沙子，看着它们从我手指尖滑下，一遍又一遍。我很着迷于细小的形状，每个沙砾都像是一块小石头，我就好像科学家在用显微镜进行研究。

1978 年的一项里程碑式的研究——"面孔识别：孤独症的一种研究方法"——把社交复杂性带到了孤独症研究前沿。参加实验的人被要求观看并分辨一系列人脸的下半部分，这些人脸都来自被试认识的面孔。结果孤独症组的成绩好于对照组。如果把人脸图像上下颠倒，结果也一样。研究人员泰德·兰德尔（Ted Langdell）指出孤独症人士更擅于识别纯图像模式，而不是社会模式。

在生物运动测试研究中，研究者也得出了类似结论。电影拍摄中的运动捕捉技术使演员衣服上的白点在计算机上成为动态画面，这就是生物运动。在计算机屏幕上，生物运动是一些关键点的运动，这些点经过处理，可以展现出一个现实或动画世界生物体的运动。多次研究显示，孤独症谱系障碍人士可以分辨出生物运动，但不像普通人那么容易，更不用说把情感和感受同简单的生物运动联系到一起。进一步的研究表明，孤独症谱系障碍人士使用和普通人不同的大脑部位处理这个过程。在生物运动测试中普通大脑的很多区域都表现活跃，而孤独症大脑活跃的区域较少。孤独症大脑参与生物运动的方式让我回忆起关于蒂托的案例，他关注房间的门而不是房间的整体。另一个例子则是唐娜·威廉姆斯曾说过自己对一粒灰尘着迷。

这种倾向被解释为在社会模式认知上表现出缺失。20 世纪 80 年代，皮特·霍布森（R. Peter Hobson）采纳了这个假设，在伦敦精神疾病研究所进行了一系列有影响力的研究。孤独症儿童是根据照片的面部表情（高兴或悲伤）还是根据帽子的式样（软帽或毛线帽）挑出他们最喜欢的照片，结果帽子赢了。孤独症儿童是否很难把面部的细节综合到一起得出一个对面部情感的整体认知？对我来说，是这样的。①

这些研究成果都非常重要。不过伴随着社会模式认知的缺失，孤独症组也表现出在纯图像模式认知上的优势，对每棵树的认识超过普通人。多次研究证实了孤独症谱系障碍人群在嵌入式图形测验（类似找出隐藏图像的游戏）中比普通人群表现要好。几年前我参加过一个测试，一个巨大的大写字母由另一种小号的大写字母构成，比如一个大 H 由很多小 F 构成，我被要求快速说出大号字母或者小号字母，我能够非常快地对小号字母做出反应。在这方面，孤独症组的反应普遍超过对照组的反应。研究也发现在执行语言任务时，也许是为了弥补社交互动缺陷带来的语用能力的缺乏，孤独症大脑比普通大脑更多依赖视觉和空间区域。2008 年一项 fMRI 研究显示，当普通大脑进行视觉搜索时，大多数活跃点集中在大脑的一个区域——枕颞区，这是处理视觉信息的区域，而孤独症大脑的活跃点非常多，遍及全脑。这可能就是我会

① 原注：我自己直到 50 岁才知道微妙眼神是什么意思。在各种会议上，我也很难记住人的面孔，我只能强迫自己去记忆其他身体细节，比如她戴着一副黑框大眼镜，他留着山羊胡子。

很容易发现让牛烦躁不安的地方——一个纸杯或者悬挂的链子，而周围的普通人不会注意到这些细节的原因。研究人员把在意识到森林之前先看到树木的特征称为：局部偏见（local bias）。

米歇尔·道森是孤独症人士，她在浩如烟海的文献中寻找有关研究孤独症谱系障碍人士特长的资料。莫隆在2011年一篇《自然》杂志文章中写道："道森敏锐的观察力让整个实验室关注科学中最重要的方面：数据。她有自下而上的灵感，想法直接来自可观察的事实本身，而且仅仅来自事实本身。"

道森将这些智慧运用在研究中，自下而上建立假设，而她的导师与同事们遵从常规模式，认为研究孤独症就是研究缺陷。莫隆认为自己是自上而下得出这个习惯观念的："我从很少的数据中抓取一个想法，形成假设，之后我才去寻找事实依据。"而道森发现她很轻易地脱离了周围环境中自上而下的思维模式，对她来说，冷静而有距离地观察事实细节才是本能。当其他研究人员看到她有关孤独症特长研究的数据时，会说："能看到一些正面的东西太好了。"她回答说："我不认为这些数据带有任何正面或负面的意义，我只关心它们的准确性。"

我完全认同这个态度。在我的大学毕业论文中，我想探索感官信息相互作用的主题。一个刺激如何与某种感官建立联系，比如听觉，是否能够影响到其他感觉的敏感度？我收集了100多份文献，因为我的思维完全是非序列性的，我必须想出一种有效的方法开展此项研究。

首先，我给每份文献标号，然后在纸条上打出每项研究的重要发现。一些研究的结果只需要一两张纸条就能打完，而那些综述性论文的观点需要用十几张纸条概括。完成之后，我把所有的纸条放到一个盒子里，在宿舍摆好一块大概宽 1.8 米、高 1.2 米的木板。我从盒子里拿出一张纸条，钉在板子的任何位置上，然后拿出下一张。让我们假设第一张纸条是关于视觉的，第二张是关于听觉的，那么第二张就要钉在板子的不同位置上，因为我已经建立起两个分类。我可以给这两个分类起名字，标注在板子的最上方，形成两栏。随着从盒子里拿出的纸条越来越多，我可以把这些纸条归类，或者建立新的分类，甚至改变原来的分类，重新安排纸条的归类方法。最终，我把所有的纸条都归类到了不同的目录下，并开始观察这些归类信息如何形成一个大的概念框架。

　　我把这个研究方法应用到后来的专业活动中。当我开始发展我的牲畜处理设备设计事业时，我先考察了亚利桑那州所有的牲畜处理场，大概 20 个，然后是得克萨斯州的饲料厂。我曾经同时运作 30 家牛处理厂的设计，而我所做的和以前一样：观察所有细节。我会注意到一家养牛场有个非常漂亮的弧形滑道，另一家有个很好的装载坡道，但排队部分很糟糕。然后我才坐下来进行设计，把糟糕的地方进行改动，好的地方保留。

　　这个过程会花费很多时间。我在上大学的时候，阅读文献，贴纸条，形成自己的基本观点需要好几个月的时间。现在我有大量科学研究的经验，不再需要把纸条钉在板子上才能看出分类，因为我完全可以在脑子里完成。这就是为什么我很相信我的结论。我感觉我的"局部偏见"让我从自上而下的思维者的"整体偏见中脱离出来"。

　　莫隆在道森的研究中发现了同样的思维模式，他在《自然》

杂志的文章中写道："她需要大量的数据形成结论，不过，她的模型从来不会脱离数据，而是几乎非常精确地反映数据。"

那些阿斯伯格综合征或高功能孤独症数学家和科学家也是如此，他们严格而坚定的结论是他们被人尊敬的来源。一旦他们获得一个证明，就不会轻易动摇，因为他们的实验可能涉及了每个细节，他们的逻辑过程完美无缺。数学家和科学家们甚至会谈论一个方程和证明是否足够的"完美"。

对于自上而下的思维者来说，他们的结论很难说是准确的，还需要大量证据支持。我的一个客户坚持说他可以在三个月内建成一个肉类打包厂，我说这绝对不可能完成。不过我说服不了他，他"感觉"他是正确的，但事实证明到了截止日期他都不可能完全履行所有合同，不可预见的延迟经常挤进计划中。最终，他损失了 2000 万美元。

对于我这种自下而上的思维者来说，在解决问题的过程中一个细节发生了变化并不会影响到全局方案，因为我还没建立起任何全局方案。如果有人告诉我一个项目的某个部分是错误的，我会说，那现在就改。

联想思维

不久前，我在芝加哥机场进入美联航的候机楼，那里有一个玻璃屋顶。我往上看，在脑海里浮现出我就职的大学的温室房顶，1851 年伦敦世界博览会水晶宫的屋顶，一座植物园的屋顶，亚利桑那州生态圈实验建筑的屋顶。这些建筑的屋顶和这个机场的屋顶形状不完全一样，不过它们都属于我大脑中玻璃屋顶的分类。

　　当我的大脑浮现出亚利桑那州生态圈建筑的图片时，注意力会转移到那个建筑中的塔楼，然后在大脑中会浮现胡佛大坝的塔楼，还有其他的塔楼图片，比如德国的城堡、迪斯尼乐园的幻想城堡，或者一辆军用坦克。

　　这个时候，我可以停下来进行选择。我可以接着在我的玻璃屋顶分类中调出更多图片，或者处于塔楼分类的浏览状态中。在外人看来，我的思维可能是随意的，但对我来说，我只是简单地在两个

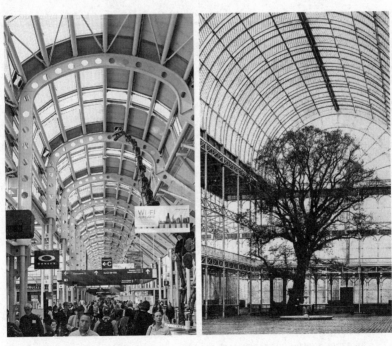

©Ian Hamilton/ Alamy　　　　　©Lordprice Collection/Alamy

图 6.1　芝加哥机场的美联航候机楼屋顶（左）和 1851 年伦敦世界博览会的
水晶宫屋顶（右）

分类中进行选择。

我经常说我大脑的工作方式像一个搜索引擎，如果你让我关注某个主题，我的大脑就会产生一系列主题联想，而且也很容易从原始主题转移到其他主题。如果我选择了转移，可能会一直联想到很远的地方。我的大脑和搜索引擎之间的相似点不应当让人感觉奇怪。你认为是谁设计了最初的搜索引擎模式？非常可能是和我的大脑思维类似的人——那些在线性思维上有困难、大脑经常漫游、短时记忆能力很差的人。

还记得 2012 年我在匹兹堡大学做的 HDFT 扫描结果吗？研究显示我的胼胝体在水平方向上有多于正常值的神经纤维分支，它们在顶叶区域折叠起来，这是和记忆相关的区域。我想在顶叶区发现的额外神经连接也许会让我比普通人建立出更多的联想。当施耐德给我展示扫描结果的时候，我说："嗨，你发现了我的'搜索引擎'。"

当然，搜索引擎根据一个主题能产生大量相关关键词，其基础是存在大量各类信息。用计算机语言来说，就是有大量的信息存储，用人类语言来说，就是存在大量信息记忆。

是什么让米歇尔·道森成为出色的科研人员和合作者呢？莫隆说一部分原因是她具有超常的记忆力。"大部分普通人无法记住他们 10 天前看的资料。对一些孤独症谱系障碍人士来说，这样的任务轻而易举，而且他们也很少会记错数据。"

这是真的吗？孤独症谱系障碍人士通常在长时记忆上会表现得更好？

我知道我的短时记忆能力非常差，这在谱系高功能人群中不是例外。我们不善于同时执行多个任务，对于人脸和人名的记忆能力很差，至于记住一串指令，根本就不用想。1981 年的一项研究显示了孤独症谱系高功能儿童分别与普通儿童和发育迟缓但认知能力接近的儿童相比，对最近发生的事件的记忆明显不足。2006 年的一项研究比较了有高功能孤独症的 38 名儿童和 38 名对照组儿童，发现能够最可靠和准确区分这两组儿童的测试是手指窗口测试（测量空间工作记忆能力的一项测试，实验人员在一块板子上按顺序接触一系列钉子，然后让被试重复顺序）。对照组儿童普遍能轻易完成任务，但高功能孤独症组不行。我也做过这个测试，结果非常差，我的工作记忆无法处理这么多信息。

那么，孤独症谱系人士的长时记忆能力到底如何？出乎我意料的是，这方面的科学研究几乎没有。我在文献网站上查了两个小时，最近的一篇文献是 2002 年的，相关内容仅仅是提出了一个问题：在孤独症谱系障碍中长时记忆能力是否受损？

所以，孤独症谱系障碍人士的长时记忆能力相比普通人群是更好还是更差，尚无结论。如果要像我一样擅长联想思维，你需要大量信息记忆储备，还需要巨大的大脑数据库。

我上大学时，花了很长时间研究木板上纸条之间的关系。那时候我还年轻，还没有积累大量的研究经验，也没有积累大量的生活经验。当我逐渐步入 40 岁、50 岁、60 岁的时候，在大量事实细节之间建立关联的能力越来越强了。我不再需要板子和纸条，因为我的大脑数据库里有了越来越多的细节信息和关联信息。对我来说，如果我不去事先花很长时间研究每种树的特征，我就无法认识整个森林。

创造性思维

当然，孤独症大脑最终认识到的森林，和普通大脑很快认识到的森林很可能是不同的。

我最近在《科学》杂志上读到的关于"创造力"的定义给我留下了很深的印象："一个突然产生的能力，意想不到地发现了以前没有认识到的概念或事实间的新的联系。"这就是米歇尔·道森对于孤独症研究历史中关注缺陷而不是优势的模型发起的挑战。面对同样的概念和事实，她没有像其他研究人员那样，而是从另一个角度，用一种新的关联方式建立模型。

在我自己的生活中，我能举出大量类似的创造力的例子。我记得在富兰克林·皮尔斯学院（Franklin Pierce College）读书的时候，我修过一门遗传学课程。伯恩斯教授在讲述19世纪格雷戈尔·孟德尔建立的遗传发展普遍模型时提到，每个亲本各贡献一半的基因给后代，通过长期的随机基因突变而逐渐产生不同的物种。这个结论让我感觉没有道理。当然它可能会解释一部分事实，但不可能解释所有事情。这种随机突变的理论，怎么用来解释让边牧和史宾格犬交配，它们生出的小狗虽然看上去一半像边牧一半像史宾格犬，但又不完全是一半对一半，其中一些小狗更像边牧，而另一些小狗会更像史宾格犬。当时我就去找伯恩斯教授，问他孟德尔怎么解释这个问题。

伯恩斯教授对我的问题非常惊讶。不过今天，我们知道随机突变还不足以用来解释物种多样性的形成。在进化过程中还存在基因复制数量的变化。孟德尔仅仅告诉我们你携带基因，而复制数量变化告诉我们你携带的基因复制大量还是一点点。

几年前我回富兰克林·皮尔斯学院参加校庆活动，见到了伯恩斯教授，他已经退休了。他对我说："你当年问过一些非常深入的问题。"但我并不认为这些问题很深入，对我来说就像常识那样。不过现在我理解了，因为我无法把孟德尔的遗传学理论和我亲眼所见的狗的交叉繁殖事实产生关联，如果我的数据库中没有足够的遗传案例，我无法接受任何的理论解释。事实上，当我去问伯恩斯教授的时候，我的脑海中是在高中见到的那对很具体的边牧和史宾格犬，以及它们的后代们。我脑海中出现了那群各不相同的小狗，它们的父母和小狗们长大以后的样子。

我喜欢观察常见的材料，想象可能的应用，大多数人不会这样联想。我不是说所有孤独症谱系障碍人士都有独特的创造力，或者创造力是伴随孤独症而来的特长。全基因组研究表明，一些更新的基因数量变化在孤独症和精神分裂症人士中同时存在，而具有高度创造力的人群，患有精神分裂症和其他精神类疾病的危险更高。这个领域的研究还处于非常初级的阶段，不过我认为具有某些孤独症特征也许意味着带来某种类型创造力的提高。为了说明这个观点，我要讲述我最近做的一项测试。

这项测试最初出现在《新科学家》（New Scientist）杂志上的一篇大脑研究文献中，要求被试在5分钟内用一个圆圈创作尽可能多的绘画。这项测验的唯一提示是一个圆圈。文献中的两个简单例子是一个笑脸和一位男士斜靠在飞机窗户旁（圆圈是飞机窗户，从飞机外面看过去）。

我画的作品有：

1. 007 系列电影中常见的来福枪瞄准镜头。

2. 相机滤镜。

3. 自行车轮子。

4. 潜望镜视野中看到一艘船。

5. 圆形的野牛设备（我设计过的东西）。

6. 从上面看下去的旋转木马顶部。

7. 圆形的奶牛挤奶设备。

然后我开始猜测我可以突破这个圆圈，我可以在圆形外面画。于是我又画了：

8. 摩天轮，有椅子在圆圈上。

我不确定这种画法是否符合规定，不过管他呢，我的思路已经变成这样了，所以我接着画：

9. 一个带底座的仓鼠轮，不会翻倒。

然后我开始想象如果画布很大，圆圈只会是图画的很小一部分，可以成为各种花的花心。

我经常在课堂上使用的一个练习和这个测试很像，我称之为"砖外思维"。我问学生们："你们能想出多少种砖的用处？"他们会马上想到一些明显的用处，比如建造一堵墙或用来打破玻璃。通常需要我给出一到两个提示，才会让他们开始联想到可以改变砖头的形状，比如可以把砖头磨成粉，用来当颜料；可以切割成小方块，画上点数用来当骰子。

想出砖头新用途的诀窍是不要被砖头这个概念束缚，要把砖头想成不是砖头。

我认为这就是自下而上、细节优先的思维能力，像我这样思考的人更可能在创造力上产生突破，因为我们没有被任何整体偏见所束缚。我们收集一切细节，虽然不知道它们意味着什么，我们不给事实附加上明显的情感因素，我们在这些细节中寻找关联，虽然不知道这些关联的结果是什么，但我们希望这些关联能够让我们最终对整体得出一个概念——认识森林。不过在我们没有获得足够的细节和关联之前，我们不会给出任何结论，也不会产生任何束缚我们思维的偏见，直到某一个时刻会突然带来惊喜。

在本章的开头，我提到孤独症谱系障碍人士比普通人通常更善于观察细节，然后我说："让我们从这个特征开始，看看能得到什么。"现在我们到了这个地方，一个关于创造力飞跃的地方——特别是，比起普通人，带有某些孤独症特征的人也许更可能获得创造力飞跃。他们对细节的关注，超级的长时记忆能力，建立关联的能力，不会被整体偏见束缚，这些因素结合在一起，使得常人难以获得的创造力飞跃变得更有可能。

约翰·埃尔德·罗宾逊（John Elder Robison）在他自己的一本书中，描写了他获得创造力的过程，以及如何在这个基础上发展出在声效和乐器方面的职业成就，包括设计激光表演和创作电子游戏音乐。他写道，他第一次对音乐声波感兴趣是在青少年时代，因为他很着迷于声音在示波器上展示出的图案，"每个信号都有自己独特的形状"。这些不同信号就是自下而上的事实细节。

每天他会花 8~10 个小时沉迷于音乐波形中，分析这些波浪的模式，他写道："我观察，聆听，再观察，直到我的眼睛和耳朵合二为一。"用另一句话说，他在不断储存细节记忆。

"最后，我可以看到波形就知道是什么声音，听到声音就知道波形是什么。"基于这些细节记忆，他教会了自己建立必要的联系。

这个时候，他已经准备好做出创造力的飞跃了：

> 如果我设置的扫描很慢，屏幕上主要显示的是音乐的节奏。响亮的段落会呈现为宽的条纹，安静的段落会缩减为一条单一的波浪线。稍高的扫描速度让我能看到低音部沉重缓慢的波浪，而鼓声是宽阔而混乱的线条。大部分的声音能量被包含在低音区中。如果扫描速度更快，我会发现人声区。在所有声部的最上面，是钹发出的锯齿形快速波纹。
>
> 每个乐器都有不同的波动模式，哪怕演奏的是同一个旋律。经过大量练习，我学会了如何分辨一段音乐是人声发出的还是吉他演奏的。不过我没有在这里停止。在我听乐器演奏的时候：我还意识到每个音乐家的乐器都有不同的波形。**我的朋友们说："你疯了。"不过我是正确的。音乐家有他们独特的演奏方式，而他们的乐器也是独特的。**

黑体字是我标注的。普通人不相信自己的洞察力，不过罗宾逊能听到其他人忽略的东西。

而事实上，他是"看到"的："我把整个过程看作一个智力拼图，在我脑子里添加不同乐器的波形，观察结果是什么。"可以说他学习了一种基于波形的数学，虽然他没有把自己的工作看成是数学。

观察波形，在脑海中叠加，那看上去像是视觉思维方式，就像我在《用图像思考》里面写的那样，是我的思维方式。不过我不会看到罗宾逊描述的图像。我会从过去的经验中获得具体的图像，而不是研究抽象的图形。他和我都使用孤独症大脑来获得创造力飞跃，而这个飞跃都依赖视觉，但我们获得飞跃的模式不同。

这让我意识到，想搞清如何最大限度地发挥我们的独特优势，还需要进行更进一步的创造力飞跃。

第七章　重新思考图像思维

这本书整体上不错，但格兰丁博士做了一些过于明显的过度概括，而且经常假设孤独症谱系的其他人像她一样。虽然在书里的一些地方，她承认这种假设是不真实的，但马上在下一段，她还会接着说："因为所有的孤独症谱系人士都是视觉思维者……"而我们都知道，事实上，一些孤独症谱系障碍人士有严重的视觉信息处理问题，根本无法进行视觉思维。虽然我自己作为高功能孤独症人能够与她的大部分体验产生共鸣，但我知道很多人不能。

像很多作者一样，我也经常阅读亚马逊网页上对自己书籍的评论。上面这篇评论写于 1998 年，是第一批对我的书《用图像思考》的评论中的一个。我承认当时这些话刺痛了我，不过我不认为这篇评论有恶意，我不认为有人想试图伤害我。我认为自己得重视这篇评论，一些孤独症人士"根本无法进行视觉思维"，这是真的吗？

我写《用图像思考》的目的，是因为我开始理解到我看世界的方式和大多数人不一样。在我知道自己有孤独症之后，我还不知道孤独症怎么影响着我看世界的方式。当我在 20 世纪 70 年代开始设计牲畜处理设备的时候，我不能理解为什么其他设计师无法察觉他们图纸上的明显错误——那些我一眼就发现的错误。我一开始认为这些人太蠢了。当然，我现在明白我们是在用两种非常不同的视角看世界，或者说，用两种不同的大脑处理外界信息。我才明白不是所有人都像我一样用图像思考，那么，我认为至少孤独症谱系的人是和我一样用图像来思考的吧。

我曾经有很好的理由假设所有孤独症谱系障碍人士都是视觉思维者，而且仅仅是视觉思维者。早在 1982 年，我根据这个假设给《正分子①精神病学》（*Joural of orthomolecular Psychiatry*）杂志写了篇论文，写作过程中我发现还有好几篇研究报告支持我的假设。一项研究报告说孤独症儿童在韦克斯勒智力测试的积木图案和物体组合测验中表现正常。另一项研究表明孤独症儿童似乎"在需要语言和排序技巧的测试中表现不良，哪怕这些测试不需要语言表达"。基于这些研究和我自己观察世界的经验，我得出了这个结论："针对孤独症儿童的不同研究均指出孤独症大脑中的视觉空间思维本质。"

我当时相信我是对的，因为有研究证明了这点，但那位亚马孙评论者的看法，还有被他吸引来的另一些人的批评要怎么解释？

自从第一条评论出现之后，我投入了极大精力关注不同的思维方式到底是什么。我们认识到孤独症大脑中可能会包含潜在的

---

① 译注：正分子医疗来自著名科学家鲍林，正分子代表人体健康所需的物质浓度，通过调节人体内的正分子浓度治愈疾病。鲍林重点推广的维生素 C 疗法今天被认为无效，正分子医疗这个理念也面临巨大的争议。

特长，比如发现细节，保持大容量的记忆数据库，建立联想。不过，不同的孤独症大脑当然并不会用同一种模式处理外界信息，尽管我曾经这样认为。也许孤独症大脑普遍具有一些优势特征，但如何运用这些优势的方法不尽相同。比如，观察到了什么样的细节，储存了什么样的记忆，建立了什么样的联想。这些问题的答案来自你是什么样的思维者①，因为关注于词汇和事实的大脑同关注于图像的大脑不会得出相同的结论。

一般我们把人群分为视觉思维者和语言思维者两大类。在思考这个问题的过程中，我想引入第三种思维方式——模式思维。当然，我的想法还仅仅是一种假说，不过这个假说改变了我对孤独症谱系障碍人士特长的看法，而且我还能找到一些科学研究支持我的假说。

我演讲了很多年，经常提出一些假说，虽然自己并没有意识到，比如：我用图像思考，而我有孤独症，所以所有的孤独症人士都用图像思考。我一开始认为这个推理很合理。如果你对我说"火车"，我自然就看到纽约地下铁的图像；一辆火车驶过我教书的大学校园；我家附近摩根堡的蒸汽火车；我在英格兰旅行时站着乘坐过的火车，因为上面挤满了足球迷，根本找不到座位，我悲惨地站了4个小时；丹麦的一辆火车，有淘气的孩子在捉弄我，

① 译注：不同的思维模式可以看成是对大脑处理信息的不同方法的简单概括和分类。针对大脑思维的研究还处于非常初级的阶段，对思维模式的分类如同孤独症的标签一样，也包含太多的模糊性和不确定性。如果采用第三阶段的思维方式，我们要关注思维模式中的具体特征和细节，而不是思维模式的分类。

直到卖报的女士把他们赶走。

从 1998 年起，我开始质疑自己的假说，开始探索孤独症谱系障碍人士是否都真的像我一样思考。所以我每次演讲结束之后，会问那些和我谈话的听众，如果对方是个孩子，我会问他："你在学校最喜欢的课程是什么？"通常的回答不是艺术课——那是我这种视觉思维者最喜欢的课，大多数情况下，我听到的回答是历史课。

历史课？我想，历史是由大量事实组成的，而事实大多是由语言描述的，不是图像。

所以，好吧，的确有孤独症谱系障碍人士用语言思考，像普通人一样，那个亚马逊上的评论者说得对。

在 2001 年的某一天，我收到克拉拉·帕克（Clara Claiborne Park）即将出版的样书《涅槃重生：女儿的孤独症生活》（*Exiting Nirvana: A Daughter's Life with Autism*）。出版商希望知道我是否能为这本书写推荐语。我认识克拉拉和她的女儿杰西卡（Jessica）。杰西卡比我小 10 岁，正好出生在孤独症领域处于精神分析理论盛行的年代。和我妈妈不同，克拉拉必须要和医疗体系进行持久的斗争，努力让其他人理解她女儿行为的根源是大脑，而不是父母的影响。

在《用图像思考》中，我写过一些关于杰西卡的事情。我提到一篇 1974 年的论文，研究了她自己发明的一套用来辅助生活的精致的视觉符号和数字体系。对于她认为很好的事情，像摇滚乐，她会标注为四扇门，没有云；对于她认为一般好的事情，比如古典音乐，她会标注为两扇门和两朵云；对于口头语言，她标注为没有门和四朵云,这是最差的等级。

所以当我拿到《涅槃重生》样书的时候,我迫不及待地开始阅读,但内容让我非常惊讶。

我知道杰西卡是艺术家,但这本书里的内容大大出乎我的意料。她的艺术作品和我见过的其他艺术作品完全不同,充满着迷幻的色彩,跳跃的对比色,霓虹般的橘黄色和粉色、绿松石色、黄绿色,还有橙红色和亮紫色。她把这些颜色运用到不可能呈现这些颜色的物体上,比如大桥的缆绳、办公楼的窗户、房间的一面墙。

这种思维属于什么思维模式?视觉的还是语言的?很明显可以归于视觉的,但我也是视觉思维者,我的思维完全不可能像她的那样,所以我没法解释了。

她从记忆中提取物体的细节和结构,可以画得像照片那样逼真,所以很明显她有强大的视觉记忆和图像检索能力,就像我一样。但她的艺术作品和我的工程制图完全不同,她大脑中的图像思维也可能和我的完全不同。当杰西卡画一个建筑的时候,她的重点是颜色和模式,而我在画建筑蓝图的时候,重点是功能和不同材料表面的细节,比如圆形的管子、混凝土的槽、金属的围栏。杰西卡的大脑中可能也有图像文件夹,像我一样,但她处理这些图像的方式是我根本无法想象的。

所以,她的思维模式到底是什么呢?她的大脑是怎么连线的?我以前把孤独症谱系障碍人士的思维简单分成纯图像思维和语言—事实思维的假设在她看来是否会被标注为没有门和四朵云——最差的方式?

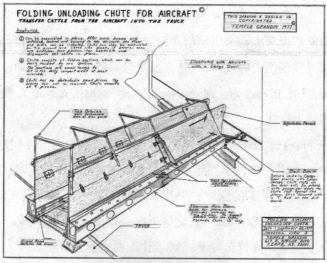

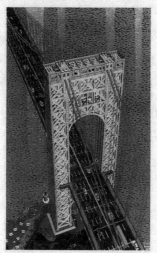

图 7.1　天宝（上图）和杰西卡（下图）绘制的建筑图

在上面的黑白图像中，你可以看出我和杰西卡画的三维建筑在结构细节上类似，不过这里反映不出杰西卡的色彩运用，如果你到互联网上去看，你会看到跳跃的颜色马赛克。

©Temple Grandin（上图）；©Jessy Park（下图）

我让自己的注意力从图像上移开，开始认真地读这本书，寻找任何能够说明杰西卡思维模式的细节。在第 71 页，我读到杰西卡喜欢寻找词汇中的规律，"她会反复想一些词，说这些词，写下这些词，Elf, Elves; self, selves; shelf, shelves; half, halves"。我在这一段的边上标注——词汇模式。

在下一页，杰西卡的妈妈克拉拉描述了杰西卡在 14 岁生日后写的一本书。杰西卡写道："这是一本关于庆祝词汇转换的书，很美的主题，很美的变化，书里一共四个词、三种颜色：SING, SANG, SUNG 和 SONG。"在这页下面，我注上：词汇模式。

在下一章，克拉拉写道："钟表让杰西卡非常着迷。"

当她知道法国人的钟表不是用 12 小时，而是用 24 小时分割，她画了 10 小时钟、12 小时钟、14 小时钟，以及 16、18、24 和 36 小时分割的钟表。她把小时换算成分钟，分钟换算成秒，在草稿纸上写下 1 小时等于 60 分钟等于 3600 秒。她很仔细地把每秒的刻度都画到钟表上。时间是她的玩具，分数的转换变得如此直观快速，49 个小时等于 $2\frac{1}{24}$ 天。很快，她把对时间的分割泛化到对空间的分割：$7\frac{1}{2}$ 英寸等于 $\frac{5}{8}$ 英尺。

我在书页边上注上：发现所有的模式。

等一下。

模式。

在这几页中，我已经三次注出"模式"。

我联想到瑞文推理测试，在一系列展现模式的图案中，选择填上空白的那块。我从这本书中看到，杰西卡在 23 岁的时候，瑞文推理测试得分是 95%。之后她也做了高级的渐进矩阵测试①，得分也是 95%②。

我还联想到折纸艺术。在我的一次演讲后，一个男孩给我展示他的作品。他的作品和我以往看到的简单折纸不同。我也喜欢折纸，不过我仅仅用一张纸，按照最常见的折纸设计中的简单步骤完成，比如折个起重机。而这个男孩的折纸作品充满了色彩，每种颜色来自不同的纸张，最终折成一个星星的形状。我回家之后还非常惊叹，把这个作品放在窗台上，我每天都能看到的地方。有时候还会拿下来好好研究。

这个星星大概 7 立方厘米，有 8 个顶角。每个角上有 3 种颜色，没有两个角的颜色组合是相同的。我试着数有多少种颜色，但因为很弱的工作记忆力，我需要写下来。粉色、紫色、红色、浅绿、深绿、蓝色、黄色、橙色。一共 8 种颜色，意味着用了 8 张纸。所有这些纸交叠在一起，每个三角形的基座都和其他三角形的基座交叉在一起。

这个男孩送给我礼物之后就飞快地跑走了，我注意到他的父母还在身边。我问他们关于这个男孩的事情，他们说他数学非常好。这可以理解，要建构这么复杂的结构，的确需要数学思维。不过能创造出这样精细美丽的艺术作品，难道不也是视觉思维的

① 译注：瑞文推理测试也是渐进矩阵类测试的一种。
② 译注：即杰西卡的得分超过 95% 的人。

结果吗？有可能。我有一天一边把星星折纸放回窗台一边想，那些数学非常好的人，应当是模式思维者。

一旦意识到模式思维可能是除去图像思维和语言思维外的第三种思维方式，我就开始在四周寻找案例。

一次在硅谷的高科技公司演讲之后，我问一些人他们怎么写程序，他们说视觉上看到整个程序的树形结构，然后敲下代码来表达脑子里的每个树形分支。我想，这就是模式思维者。

我想起我的另一个有孤独症的朋友萨拉·米勒（Sara R.S. Miller），她是电脑程序员。一次她对我说，她看着代码就可以指出模式中不规律的地方。然后我给我的朋友珍妮弗·麦基尔维·迈尔斯（Jennifer McIlwee Myers）打电话，她也是孤独症谱系障碍人士，程序员。我问她是否能看到程序的树形结构，她说不能，她的视觉思维不是那样运作的，她在学习计算机科学的时候，在图像设计课程中得了 C。如果有人给她一个语言描述，她也无法看到相应的图像。当她读小说《哈利·波特》的时候，她无法理解魁地奇比赛，直到她看了电影才明白。不过她说，她的确是模式思维者，写程序就像填纵横字谜，或者解数独。

纵横字谜包含单词，数独包含数字，它们的共同点是需要模式思维。在 2006 年一部关于纵横字谜的纪录片《文字游戏》（Wordplay）中，那些设计出最好谜题的人是数学家和音乐家。如果想要提高你的数独解题能力，你需要对 9×9 方格中的不同模式越来越熟悉。

《探索》杂志上的一篇关于折纸的文章让我大开眼界。我学到在过去几百年间，最复杂的折纸设计也就需要 20 多步，但最近几年依靠软件设计和数学模型，折纸竞赛的最佳选手已经设计到了100多步。文章中的这段话尤其惊人：

> 复杂折纸的冠军是 23 岁的日本人，神谷哲史。在没有软件的帮助下，他最近设计出的作品被称为该领域的巅峰之作，一个 20 厘米高的东方神龙，用完整的一张纸折出眼睛、牙齿、卷曲的舌头、蜿蜒的胡须、带刺的尾巴和 1000 块鳞片。仅仅折纸本身就要花 40 个小时，整个设计过程需要几个月。

他是如何完成这样的壮举的？他说："我能看到作品完成后的样子。在我脑子里，我拆开成品，一步一步拆。"这也是模式思维啊。

2004 年，我听说了丹尼尔·塔米特。和很多人一样，我注意到他是因为他打破了欧洲的背诵圆周率纪录，小数点后 22 514 位，总共花了 5 个小时。那就是每分钟 75 位，大于每秒 1 位。其他的壮举还包括：一周内熟练掌握极难的冰岛语、心算日历等。在采访中，他说他被诊断为阿斯伯格综合征。当他的书《我的星期三是蓝色的》①出版的时候，我自然等不及要读。

他在第一页解释了书名。因为他生于 1979 年 1 月 31 日，星期三，而星期三，在他的意识中永远是蓝色的。通过阅读，我了解到他对数字的思维是独特的，每个数字在他看来都有人格特征。他说，他对于 10 000 以内的每个数字都有情感响应，他把数字看

---

① 编注：《我的星期三是蓝色的：一个孤独症天才的多彩幸福人生》（*Born on a Blue Day*）中文简体版 2016 年由华夏出版社出版。

成有形状、颜色、质地和运动的物体。他解释说，他可以很快地做大数乘法，比如 53 × 131，不用数学方法，而是通过观看数字的形状如何衍生成一个新的形状，然后识别出结果是 6 943。

这也是模式。

我想更多了解他的思维方式，所以我找到他的一个采访，讨论他如何学习语言。他在自学德语的时候，注意到小的、圆的物体通常用"kn"开头，比如大蒜（knoblauch）、纽扣（knopf）、花苞（knospe）。长的、薄的事物通常用"str"开头，比如海滩（strand）、街道（strasse）、光线（strahlen）。他说，他在寻找模式。

我肯定不是第一个注意到模式是我们思维的一部分的人。数学家们研究音乐模式有几千年之久，他们发现几何可以用来描述和旋、节奏、音阶、八度的变化，以及其他音乐特征。在最近的

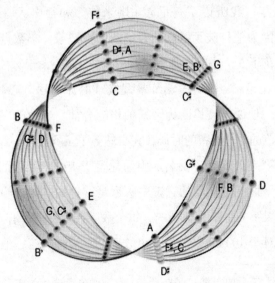

图 7.2　音乐特征的莫比乌斯带　©Rachel Hall

研究中，研究人员发现，如果绘制出这些特征之间的关系，最终的结果是一个类似莫比乌斯带的图形。

当然，作曲家们并不认为他们需要这样表达作品。他们不会用数学思维，他们用音乐。不过在某种意义上，他们努力达成的模式，有很强的数学意义，或者说，有很强的普适性。因为数学，本来就是人类发明出来表达自然模式的语言。当学者研究古典音乐时，他们发现肖邦的作曲可以形成没人发现过的高维几何形式。视觉艺术也是如此，凡·高的后期作品中有大量的漩涡翻腾图案呈现在天空，他所画的云彩和星星就好像是空气和光的漩涡。而事实上，它们真的如此。2006 年，有物理学家对比了凡·高的漩涡图案和液体中的湍流数学公式。凡·高的绘画创作于 1880 年左右，数学公式于 1930 年左右被发现，可以看出凡·高绘画中天空的漩涡几乎和液体中的湍流一样。一名研究人员说："我们期待能看到绘画和湍流的一致性，但这么紧密的关联还是让我们感到吃惊。"

甚至看似随意的颜料飞溅，比如杰克逊·波洛克（Jackson Pollock）的抽象作品，也展示出他具有对模式的良好直觉。20 世纪 90 年代，一位澳大利亚物理学家理查德·泰勒（Richard Taylor）发现波洛克的绘画遵循分形几何的数学模型，具有在不同尺度下的一系列相同模式，就像俄罗斯套娃。这些油画创作于 20 世纪 40—50 年代，分形几何的概念出现在 20 世纪 70 年代。这位物理学家还发现通过研究作品的分形几何特征，甚至能区分出波洛克的真品和赝品。

一位研究凡·高的专家说："艺术有时候先于科学分析。"肖邦作曲，凡·高和波洛克作画，因为他们感觉到那样创作是对的，

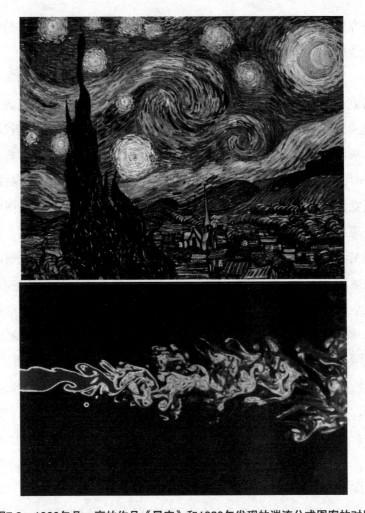

图7.3　1889年凡·高的作品《星空》和1930年发现的湍流公式图案的对比
©Peter Horree/Alamy（上图）；©K.R. Sreenivasan（下图）

而感觉到什么是对的，从某种意义上来说，的确是对的。在深层的直觉水平上，这些天才本能地理解"美"的自然模式。

2011年，一个网上解谜游戏Foldit，让大众参与破解一个特定的单体逆转录病毒蛋白酶的晶体结构，最终答案发表在《科学》杂志上。这项成就的突出之处是，玩家不是生物化学家，但他们肯定都是模式思维者。

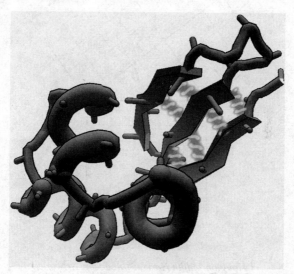

图7.3 一个逆转录病毒蛋白酶晶体结构

一群非科学家们利用他们的模式思维通过 Foldit 对 M-PMV（一个逆转录病毒蛋白酶）晶体结构进行破解。

©University of Washington Center for Game Science

数学家们甚至会把自己分成代数思维者和几何思维者。代数思维者用数字和变量看待世界，几何思维者用形状看待世界。你还记得勾股定理吗？直角三角形两直角边的平方和等于斜边的平方。① 如果你是代数思维者，你会想到 $a^2 + b^2 = c^2$，如果你是几何

---

① 原注：还记得《绿野仙踪》里的稻草人刚获得大脑的时候，他明显想背勾股定理，但他实际背出的是："等腰三角形两等腰边的开方和等于底边的开方。"真是可怜的稻草人。

思维者，你会想到下面这张图。

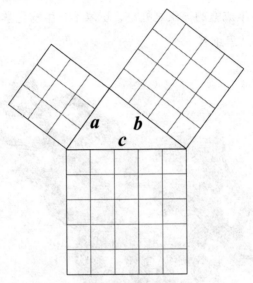

图7.4　勾股定理

©Hougton Mifflin Harcourt/Academy Artworks

然后我们来看看国际象棋，国际象棋经常被拿来在思维模式研究中举例。一个世纪以来，国际象棋选手总是认知科学家们（那些研究思维的科学家）的首选实验对象。无论在自然环境（比赛大厅）或者在实验室控制环境中，国际象棋水平都可以容易地被观察、测量和排名，且结果非常准确。

国际象棋大师之所以成为国际象棋大师，显然不是因为语言能力，也不是因为图像能力，虽然你可能会认为和图像能力有关。当国际象棋大师观察棋盘的时候，他们通常不会联想起他们以前下过的棋，无论是三五年前，还是20年前走的某一步（我也许会试着这么做）。他们在研究面前的棋局的时候，不会想起19

世纪的某一盘棋局。

那么他们看到了什么，如果不是图像的话。现在你可能会猜：他们看到了模式。

国际象棋特级大师的一个典型特征是，他们可以预测未来的棋局。当然很多国际象棋选手都会有策略地这么训练。马格努斯·卡尔森（Magnus Carlsen），一位挪威神童，在 2004 年，13 岁的他成为国际象棋特级大师，可以计算出未来 20 步棋，而且经常走出其他特级大师没有考虑过的棋路。特级大师们在同时下几十局棋的时候，也可以一边走一边看到每个棋盘上几步之后的局面。

他们的思维是怎样的呢？一个线索来自古巴的国际象棋特级大师何塞·劳尔·卡帕弗兰卡（José Raúl Capablanca）。在 1909 年，他参与一项表演，同时下 28 局棋都获胜，但他的策略和马格努斯·卡尔森正相反。

"我只能看到 1 步以后，"卡帕弗兰卡说，"不过我总是看到正确的那步。"

认知科学家们不认为这两者之间存在矛盾。无论棋手能看到 20 步以后的棋局，还是能马上看到 1 步以后的棋局，关键是他们都能快速看到。

他们能快速看到下一步不是因为他们比普通选手有更好的记忆力，有研究表明他们的记忆力并不非常突出。国际象棋大师和国际象棋特级大师能快速看到未来棋局也不是因为他们的记忆库中存储着大量棋局。他们的记忆库里的确存储着比普通人更多的棋局，因为他们比普通人花在下棋上的训练时间多得多。不过他们从记忆库中提取的不是更多的棋局，而是最佳的步骤。他们记忆库中的棋局不是随着时间在量上的积累，而是在质上的提高。

国际象棋顶尖棋手们在识别和记忆模式方面的能力很强，而棋局模式，也就是认知科学家们所说的组块。

组块由相似的信息组成。字母"b"是一个组块，字母"e"也是，还有字母"d"。这三个字母按顺序排列出的"bed"也是一个组块，"going to bed"作为短语也是一个组块。人的工作记忆中平均能储存 4~6 个组块。当顶尖国际象棋棋手和新手被展示一盘没有逻辑的棋局，然后被要求记住所有的棋子位置时，两组实验者都可以背出 4~6 个棋子的位置。当他们被展示一个现实棋局时，象棋高手能够记住所有棋子的位置，而新手依然只记得 4~6 个棋子。现实棋局包含棋子的组合模式，每个模式对于国际象棋高手来说就是一个组块。专家的眼睛一扫，一张棋盘上大概有 4~6 个组块，而国际象棋大师或特级大师的记忆库中大概有 5 万个象棋组块，也就是说 5 万个模式。

心理学家、科学史专家和专业怀疑论者迈克尔·希尔曼①，称这种人类思维属性是"模式化"的。他定义模式化为："在有意义或无意义的数据之间寻找有意义的模式。"如果数据是没意义的，没有模式，我们为什么还要寻找？在著作《相信的大脑》(*The Believing Brain*) 中写道："因为我们无法控制。我们的大脑进化为倾向把世界的分散信息连接成有意义的模式，那样才能解释事情的发生。"

事实上也正因为如此，我们的大脑可能会形成错误的信息模

①　原注：迈克尔·希尔曼（Michael Shermer）创办了《怀疑论》(*Skeptic*) 杂志。

式，导致我们做出错误的选择。我们的大脑本能想要获得模式，结果是，可能在没有模式的情况下也产生出模式。例如，在一个实验中，研究人员发现随机在显示屏上显示一些点，然后问被试这些点的连线是什么方向时，被试一致地趋向于连线成水平或垂直方向。研究人员提出的假设是我们的大脑希望看到水平线和垂直线，因为这是我们在自然界中希望看到的，水平线告诉我们地平线上的目标，而直立的人正向我们走来。

辨别模式是自然形成的能力，虽然不是万无一失的，但也极其有效。没有这个能力，我们的图像思维和语言思维就失去了基础。寻找模式是我们本能的一部分。

让我们来看看黄金分割比例，画一条线，分成两段，如果总长度和两段中较长那段的比值等于较长线段和较短线段的比值，这个分割就被称为黄金分割。而这个比值是 1.618。几千年来，数学家们一直在思考这个数值的普遍性和感染力，正如天体物理学家马里奥·利维奥（Mario Livio）在《黄金比例》（*Golden Ratio*）一书中写的："生物学家、艺术家、音乐家、历史学家、建筑学家、心理学家们都在研究这个数。事实上，可以公平地说，黄金比例在数学上，比其他数值更多地激励了所有领域的思想者。"

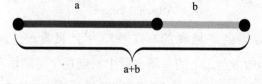

图7.5　黄金分割

黄金分割：整条线段的长度 (a+b) 和较长线段 a 的比值，等于较长线段 a 和较短线段 b 的比值。©Hougton Mifflin Harcourt/Margaret Anne Miles

　　大概 10 年前，一位从大学退学的学生杰森·帕吉特（Jason Padgett）在华盛顿州塔科马市的一个卡拉 OK 酒吧外经历了一次不寻常的恶性抢劫。他的后脑被击中，就在初级视皮质上方，他出现了脑震荡。一两天后，他开始把世界看成数学公式。他说："我到处都能看到勾股定理。每个小曲线、每个螺旋、每棵树都是方程的一部分。"他控制不住地要把他看到的画下来。一年又一年，他所有的作品都被认为是数学意义上精确的分形几何作品，虽然他没有受过高等数学训练，之前也没有展示出艺术天赋，仿佛这些分形几何就存在于他的大脑之中，等待被释放。

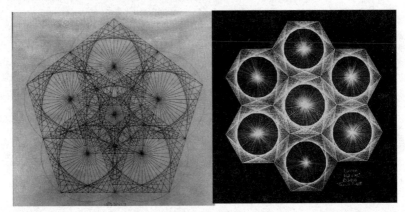

图7.6　杰森·帕吉特的分形几何作品（左：五边形；右：蓝色聚变）

　　这个猜想也许是真的。在 1983 年，我看过《新科学家》（*New Scientist*）杂志上的一篇文章中提到这个可能性（大概模式主题在当时就很吸引我，虽然我直到 20 年后才意识到）。这篇文章关注了加州理工大学数学家杰克·考恩（Jack Cowan）的研究，关于视觉幻觉是否会由毒品、偏头痛、闪烁灯光、濒死体验或其他因素诱发。

在 1926 年，德裔心理学家海因里希·克卢沃（Heinrich Kluver）发现视觉幻觉可以被归类为 4 个基本类型之一或几种类型的组合：隧道或漏斗、螺旋、网格（棋盘或三角形①）和蜘蛛网。杰克·考恩在一次采访中说："从有历史记录以来，甚至更早，人们一直报告着这类事件。你可以在岩洞壁画中看到这些，不同地区的人仿佛会看到同一种意象，非常几何化。"

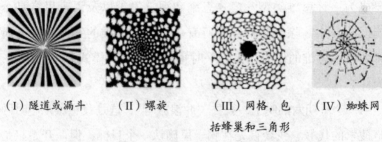

（Ⅰ）隧道或漏斗　　（Ⅱ）螺旋　　（Ⅲ）网格，包　（Ⅳ）蜘蛛网
　　　　　　　　　　　　　　　　　　括蜂巢和三角形

图7.7　海因里希·克卢沃提出的4种视觉幻觉分类

©"Spontaneous Pattern Formation in Primary Visual Cortex," by Paul C. Bressloffand Jack D. Cowan

考恩假设视觉幻觉和眼睛的移动无关，图像的来源不是在视网膜上，而是在视皮质中。他说："如果你看到了几何图形，你的大脑结构必然也反映了这些图形，因此大脑本身带有几何性。"考恩和其他研究人员在过去 30 年继续推行这个想法，而现在他们的假说被科学界普遍接受了。2010 年在《生理学前沿》（*Frontiers in Physiology*）杂志上的一篇综述文章中提到："在神经系统的所有层次中，广泛分布着分形结构。"

---

① 译注：组成网络的形状一般为多边形，边数不限。

你也可以说整个宇宙都是分形的。看看大脑神经细胞构成的网状结构，它们传递着化学和电信号。看看宇宙的大尺度结构，星系团和超星系团组成了天文学家们称为宇宙网的图像。你如果眯着眼睛看，可能会分不出这两幅图像的区别。当我们发现约翰·霍普金斯研究所的宇宙学家们试图探索宇宙网演化的复杂度时使用的是折纸中的数学模型时，也不应当感觉奇怪。

不过我还是要问自己，是否存在模式思维者？模式思维是否要成为一种思维类型？模式思维和视觉思维以及语言思维是否能区分开来？除了几百年来所有关于模式思维的案例和最近所有的模式思维的研究，人们平时很少谈论有关模式思维的话题，为什么？

一个星期六的晚上，我去"冲浪旅行"，这是我想做几小时网络搜索的代号。我会首先在脑子里确认一个目标，但一开始只是沿着"丛林里的小路"前进，从一个研究转到另一个。这次我的目标是寻找第三种思维方式的科学文献。当然之前我已经找到了大量关于视觉思维和语言思维的研究文献。在一个小时内，我发现了第一个目标，文章题目是"两种类型视觉者的证据"，但它不是我想要找的第三种思维，而是两种类型的视觉思维者。这两种类型是什么？这篇文章的作者在另一篇文章中给出了答案：空间与物体的视觉思维者。

我马上开始搜索这个作者的其他文章，发现了一些。不过当我查找引用索引（其他文献引用这篇文章的名单）的时候，这条线索变得不好找了，也就只有这一小簇文献，构成了视觉研究的一个新的小分支，一个用实验证据支持我预感的小分支。

　　这些文献和我用的术语不同。我称为图像思维者的，在这些文献中被称为物体视觉化者；我称为模式思维者的，被称为空间视觉化者。不过我们所指的内容是一致的，这也说明我以前把所有视觉思维者归为一类的想法是错误的。

　　这些文章中提到的分类也仅仅是假设，还没有足够的实验基础。首先是简单假设：视觉思维者是那些依赖图像思维的人。对，杰西·帕克和我都通过图像来理解世界。丹尼尔·塔米特和我都通过图像来看世界，不过我们肯定在用不同的方式看世界。

　　这些文献有不同的合著者，但其中有一位在所有文献中都出现了，我给这位作者打了电话。玛利亚·科热夫尼科夫（Maria Kozhevnikov），新加坡国立大学的认知神经科学家，正在哈佛大学医学院做访问教授。我希望通过这次会谈能让我获得是否需要第三类思维模式的科学理由。我没有失望。

　　科热夫尼科夫 20 世纪 90 年代在加利福尼亚大学圣芭芭拉分校读博士，她研究的是空间测试，在这些测试中，被试被要求在空间中处理图像，而不仅仅是观察。她发现一个奇怪的现象。那些认为自己主要是语言思维者的人，和那些认为自己主要是视觉思维者的人，所得的空间测试平均分相同。这看上去不太对，你可能会预测图像思维者在处理图像过程中的表现要好于语言思维者。

　　她深入分析了数据，发现平均来说，虽然视觉思维者的测试分数和语言思维者相同，但视觉思维者的分数分散于两个极端，也就是说在视觉思维者中，有一部分人的空间测试中分数很高，而有一部分人比较低。他们都是视觉思维者，但一些人很容易在空间中操纵图像，另一些人不能。

"很明显是双峰分布，"她告诉我，"从统计数据来看，有两组人说他们是高度的视觉思维者，但其中一组人具有很好的空间能力，另一组人表现很差。我的想法是，可能这两个组的人本来处理图像的模式就是不同的。"

新的神经影像技术探测出大脑中存在两种视觉通道。一个是背侧通道（或上通道），处理视觉中物体的信息，比如颜色和细节。另一个是腹侧通道（或下通道），处理物体和其他空间关联的信息。大脑视觉处理的分工模型很快被普遍接受了。2004年，在法国卡昂大学和巴黎第五大学，神经影像研究人员分析了来自不同 PET① 设备研究的结果，发现较高的背侧通道活跃度对应物体图像处理，而较高的腹侧通道活跃度对应空间图像处理。

很明显对于大多数人来说这两个通道都会用到，根据不同的任务分配哪个通道优先。科热夫尼科夫面对的挑战是怎么确定一些人很明显地持续使用一个通道，而不是另一个通道。是否有一些人可以被称为背侧通道（物体图像）思维者，而另一些人被称为腹侧通道（空间图像）思维者？相比我对于这个问题的思考，科热夫尼科夫考虑得更深入，也更有意义。她告诉我："直觉上来说，你会这样设想，因为视觉艺术和科学研究非常不同，它们是依赖于两类视觉思维的两种职业走向。"

科热夫尼科夫说她最初的文章表达了这个假说，但被八九家教育杂志拒绝。编辑说那些声称自己是视觉思维者的人在空间测

① 译注：PET, Positron Emission Tomography, 即正电子发射体层成像，是医学影像技术的一种。

试中表现很差，也许是因为他们的自我评价不准确，或者可能是他们具有不知道的能力特征，或者她没有考虑到性别因素或其他因素等。后来她把文章发给心理学杂志，被录用了。

2005 年她发表的文章中用行为数据归纳出两种视觉思维者的分类——物体的和空间的。她和同事们之后又设计了一个自我问卷区分两种思维者。不过她知道，心理学家们不会被行为研究和自我问卷说服，他们还希望得到来自神经影像学的证据。在 2008 年，她的小组给出了 fMRI 研究结果，展示出空间和物体视觉思维者的确在使用背侧通道和腹侧通道方面存在不同的比例。

科热夫尼科夫的研究目前已经被这个领域接受，她收到大量演讲邀请来谈论这个话题，她们设计的测试也在美国被普遍应用，特别是在个人职业选择和评估服务中。

我问她我是否可以做一些测试，以便更好地理解我的思维方式和不同的思维模式，她很慷慨地同意了。

我做的第一个测试是视觉影像鲜活商数（Vividness of Visual Imagery Quotient, VVIQ）测试。正如测试名称告诉我们的，这个测试用来判定一个物体只被物体视觉思维处理的强度（而不是空间视觉思维）。这个测试有四道大题，每道题要求想象不同的图像。第一题需要想象一个亲戚或朋友，第二题是想象升起的太阳，第三题是经常去的商店，第四题是有树木、一座山和一个湖的自然风光。想象出画面之后，我还需要考虑加入一些图像，比如自然风光中出现一道彩虹，或者想象树木的颜色和形状。然后我需要在 1～5 等级中选择，"从完全想象不出图像（你仅仅知道你在想那个景色）"，到"非常清楚的图像，和画面就在眼前一样生动"。

不出意料，对我脑海中浮现出的所有图像，我几乎都打了 5 分。当我读到"出现一道彩虹"，我马上在脑海中的图像中叠加上一道彩虹，那是几天前我在芝加哥一个旅馆外看到的彩虹，当时我特地走出旅馆，为了看得更清楚。当我读到"你经常去的商店的门面"，我马上"看"到一个食品超市的门面，以及我一路走进超市"看"到的每一幅景象，我能清楚地"看"到商店门口的购物篮。

我没有给 5 分的图像是三个关于朋友的问题。测试中让我想象"面部、头、肩膀、身体的准确轮廓"，我的确能看到人物细节，因为题目要求我去想象细节，所以这个问题我给了 5 分。不过如果要让我想象从来没见过的细节，比如"想象你朋友穿着你熟悉的衣服但颜色不同"，我就彻底不知所措了，因为我大脑里没有这件衣服另外一种颜色的图像，所以这道题我给了个 2 分——模糊 / 朦胧。

我得了 13 个 5 分和 3 个 2 分，我的 VVIQ 得分是 71 分（满分为 80 分）。科热夫尼科夫告诉我这个分数相当高，已经达到视觉艺术家的水平，视觉艺术家的平均得分是 70.19 分。

接下来我做的测试是密集度测试，"密集度可以粗略定义为一个单位面积（或体积）内的点状物的数量"。比如你可以比较草莓上的点和豹子身上斑点的密集度。草莓在单位面积内比豹子有更多的点。你还可以比较你皮肤上的鸡皮疙瘩和一勺咖啡豆的密集度，如果你的答案是密密麻麻的鸡皮疙瘩比一勺咖啡豆的密集度大，你就回答正确了。

"看到图像"是关键。密集度测试和 VVIQ 一样，是物体视觉图像想象测试，而不是空间图像测试，所以对我来说非常简单。比如，问我是炭火堆里煤球的密集度大，还是篮球网洞眼的密集度大，我会看到炭火球穿过篮球网孔洞的图像，所以是炭火球密集度大。问我是网球拍孔洞的密集度大，还是一串葡萄的密集度大，我会看到我无法把一个一般大小的葡萄穿过网球拍孔洞。

这个测试里有 20 道比较题，我答对了 17 道，我还对其中答错的一道题提出了抗议。路面或海绵？答案是路面，我回答海绵，因为我不知道问题指的是什么材料的路面。如果问题明确指出路面的材料，我就会知道它是否比海绵密集度高。是沥青的，还是混凝土的？当你铺沥青的时候，你可以看到路面的各层结构，基底材料可以由不同的物质构成，那些颗粒可是相当大，比海绵的孔洞可大多了。如果你说的是混凝土路面，如果磨损到一定程度，你也能看到下面的基底材料。测试完那天，你可能不相信我真的出门仔细观察了路面，我看了各种各样的路面。在我办公楼前面的台阶上，路面材料是浮动混凝土，有很细的颗粒附着在表面。这个路面的确比海绵密集度大。不过在停车场，我的答案就是对的。我开车等红灯的时候，还打开车门看了一眼马路的路面，我的答案还是对的，我认为我实际得了 18 分。

我做错的两道题，一道是比较鸡皮和牛油果的外皮。我在肉处理工厂见过太多生鸡肉，但问题是我从来不做饭，所以我想不起来牛油果的外皮是什么样子，因为饭店里沙拉中的牛油果都是切好的，没有外皮。不过为了确认我的确做错了这道题，我特地去超市比较了鸡皮和牛油果皮，很明显，鸡皮的密集度大，而我做错了。

还有一题是剃须泡沫和白糖。嗨，我从来没用过剃须泡沫，所以我完全不知道怎么回答。我猜答案是剃须泡沫，但是错了。不过我也出门买了三种剃须泡沫，在厨房里做了对比实验。（不知道收银员会怎么想呢。）

虽然如此，我的 17 分依然是非常高的分数。科热夫尼科夫说，视觉艺术家的平均得分是 11.75 分。而科学家和建筑师的平均分低于 9 分。

这个结果让我很感兴趣。两次测试结果我都和视觉艺术家接近，处于科学家的反面，但我的确是个科学家。不过这是物体图像测试，而物体图像思维可以说是我的第一自然本能。那么空间图像测试是什么样的呢？

我做的第一个测试是展示一系列的折纸过程，比如第一张图显示一张方纸，第二张图显示把这张纸从上到下对折，第三张图显示从左到右再对折，最后一张显示一支铅笔在叠了两折的纸上戳了一个洞。题目是想象把纸打开，在选项中选择你认为洞的正确位置。

这个测试我的分数低于平均分，在 10 道题里答对了 4 道。但是再一次，这个分数和视觉艺术家的平均分相同，而科学家和建筑学家的分数很高。

之后我做了另一项空间测试（如图），一些方块积木被搭成不同的三维形态，积木块之间都是直角连接。我在韦克斯勒智力测试的积木设计中表现很好，在最近犹他大学的一项研究中，我的积木设计测试得了满分。在那个测试中，我可以接触到物体，用手操作，而在科热夫尼科夫给出的空间图像测试中，只能靠大脑想象物体旋转的样子，看选择项中的哪个是正确答案。我没法做这个测试，因为我的工作记忆时间非常短，可以说几乎不存在，所以当我开始在脑子里旋转物体的时候，我已经把物体原来的样子忘了。

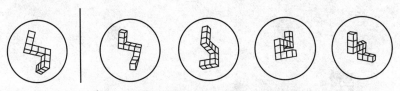

图7.8　科热夫尼科夫的空间图像测试题目

把左边的三维物体在脑子里想象旋转，选择右边的哪两个选项是正确的，答案是 2 和 3。© Houghton Mifflin Harcourt / Jay's Publishers Services; redrawn by permission from "Mental Rotation of Three-Dimensional Objects," by R. N. Shepard and J. Metzler, Science Magazine, February 19, 1971.

我在给科热夫尼科夫的邮件中写道："我考虑了关于空间图像测试的问题，我应当能在某些类型的空间图像测试中表现良好。"我解释我可以在脑子里旋转二维物体，比如平面图像。如果你把得克萨斯州的轮廓倒过来给我看，问我是什么，我会毫不犹豫地辨认出这是得克萨斯州。但在工作中，我实际上不需要在头脑里旋转物体。当我想在脑中呈现一个巨大的牛处理工厂的全景时，只需要移动想象中的眼睛四处扫视，而不是旋转物体本身。

科热夫尼科夫考虑了我的回应，发回来另一个测试让我做。这也是一个空间图像测试，不过这次不再需要我想象怎么旋转物体，而是让我改变和物体的不同视角。

测试中使用的图形如图 7.9 所示。一些物体随机摆放在不同的位置，上半张图显示的是从上空看这些物体的位置——一朵花、一座房子、一个停车标记牌等。我的任务是想象我站在比如花的位置，面对树，手指着猫，然后在下半张图中，想象我站在圆心，

空间定位

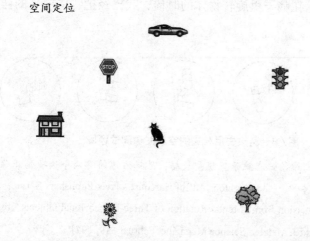

题目示例：想象你站在花的位置，面对树，指向猫。在圆圈中画出手指的角度。

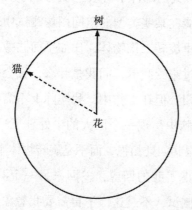

图 7.9 一个视角选择 / 空间定位的测试案例

© Kozhevnikov & Hegarty (2001)

标出我手指的角度。我知道自己很擅长判断角度，比如我看着一个养牛厂的坡道，就知道那是 20 度角，而我往往是对的，从不出错。但这个测试需要我在场景中想象我在图像里面，然后从下面那个人的角度判断手臂的角度，这和自己站在地面上判断完全不同。无论如何，我试着做了这个测试，结果得了零分。

这个结果让我无法解释，当我自学绘制工厂蓝图的时候，那是很多年以前，我在斯威夫特肉类打包厂走了一圈，拿着图纸，把实际结构和图纸上的每条线相对应。比如，图纸上的一个大圆圈是水塔，一个小方块是支撑房顶的水泥柱子。这种练习让我学到如何把图纸上抽象的线条和实际结构相对应。我在做改造工程的时候，必须搞清楚怎么把新的设备和旧的结构结合起来。我通常花 15 ~ 20 分钟观察位置，直到感觉我把现场的所有视觉细节都储存在我的大脑中。然后我在大脑中先试着置换新设备，在大脑的想象中，我自身可以在现场移动，可以飞过现场，走过现场，四周转一圈，可以用直升机的视角审视现场的变化，也可以用任何一个动物走过设备的视角观察。

甚至在我被咨询或设计还不存在的项目的时候，我都可以从记忆库中找出类似的图像。为了展示我的图像思维处理过程，我要求本书的合著者理查德给我一个目标，让我在大脑中想象设计。他说："栏杆。"

我问："什么类型的栏杆？做什么用的栏杆？是一个牛圈的栏杆，还是高速公路边上的栏杆？是一个私人住宅的围栏、铁丝网围栏、农场栅栏、木板围栏、假装是白色木板的塑料围栏、铁艺围栏、管状畜栏，还是保定栏（一种牛处理设备）中的实体围栏?"这些围栏的图像都一一在我脑海中闪过,但没有结果,因为要求不明确。

不用说,理查德没有孤独症。

他接着尝试着给出要求,他说他最近在电视上看到一座大桥的设计。在中国,香港的汽车靠左行驶,而大陆的汽车靠右行驶。他问我怎么设计这样一座连接两地的桥。

我说我看到了一座立交桥,看到我弟弟的赛车道模型,看到编织篮子的交叉纹路,看到高速公路的引桥——一种特殊的引桥。"好了,"我说,准备好给出答案,"有下通道和上通道的立交桥,道路交叉换边。"

理查德让我去搜索深圳湾公路大桥,电脑上出现的图像和我

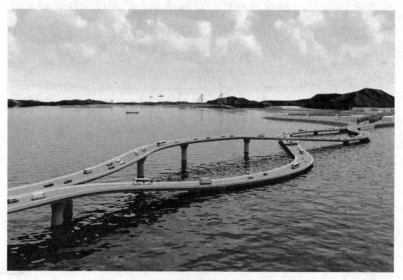

图 7.10 连接中国香港和大陆的交叉桥

© NL Architects; Flipper Bridge

在脑海中想象得差不多。

在我做咨询的时候，客户会在会议室给我展示项目的需求细节。我坐在那里，在脑海中放电影，我能看到建造好的工厂是如何运作的。有时候我会说："这个方案行不通，链条之间会拉得太紧进而导致链条断裂，把东西弹上天花板。"

我还做了科热夫尼科夫一篇文章上的练习题。那篇文章是关于不同思维方式如何解答物理问题的。练习题是让你想象有一个冰球沿直线运动，在 b 点遇到来自直角方向的打击，问冰球的轨迹如何改变。我马上就知道正确答案，因为我可以在脑海中呈现这个运动过程。

冰球沿直线运动，在 b 点受到直角方向的打击，冰球后来的轨迹是什么？© David Hestenes

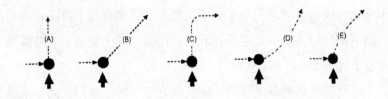

答案是（B）© David Hestenes

图 7.11　一道有关冰球运动的物理练习题

还有一个类似的练习（如图 7.12），一辆沿直线运动的小车桅杆上有一个球，如果球从桅杆上落下，掉到小车的底部，问在小车上的人看到的球的轨迹是什么？他会看到球直线落下。那么，在路边观察的人是如何看到球的轨迹呢？他会看到球一边落下一边随着小车往前运动。我怎么会知道正确答案？因为我的脑海中可以呈现出这个过程。

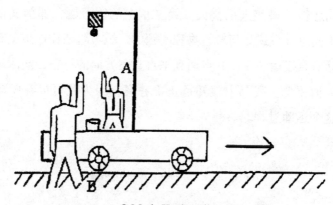

© Maria Kozhevnikov

图 7.12　一道有关球体运动的物理练习题

当我想象一个球从小车的桅杆上落下，想象自己和球一起在小车上，我马上会看到一支铅笔从我车的仪表盘边上落下，我看到落下的轨迹是直线。然后我看到自己在小车上站着，看着球以直线下落到小车底部。

我给科热夫尼科夫写信，承认我对于空间图像测试的结果非常困惑。我说，我和专业的电视和电影工作者都合作过，我能从地面确定房顶上的哪个位置能够拍到最佳俯视图像。我告诉他们："如果想拍到工厂的最佳图像，你们需要站到房顶那边的角上，面对饲养场。"为什么我不是个空间图像思维者呢？

科热夫尼科夫回信说，我在想象从房顶上观看地面的景象时，不是把物体放在空间中运作，而是把自己放在空间中，让自己用一个新的视角观察静止的物体，这种思维还是属于物体视觉化思维，所以我依然是物体图像思维者。当我在绘制图纸的时候，改造工厂的时候，或者设计项目的时候，我的思维都是从物体的图像开始，我脑海中的电影也是从静止的物体图像开始的。

这就是我为什么得到那样的测试分数。在物体图像测试中，我得分非常高，和视觉艺术家们一样，甚至更高。在空间图像测试中，我得分很低，和视觉艺术家们一样低，甚至更低。我是个物体图像思维者，在两组测试中我的表现都非常接近视觉艺术家。但这如何解释我是科学工作者？当我分数高的时候，科学家的平均得分低，而当我分数低的时候，科学家的平均得分高。

理查德也做了这些测试，他在空间图像测试中表现完美，无论是折纸测试还是想象物体旋转、站在花的位置面对房子指出停车标志的测试。不过他在密集度测试中遇到了问题，他的得分是11/20，不算差，但和我能够把两个图像放在一起比较不同，他被归属于另外一类人。他是个作家，自认为是语言思维者，而视觉测试表明他也有很强的空间图像思维能力，类似科学家。这是否说明虽然他不是科学家，但他擅长的是科学写作？

视觉测试推断出的他的思维模式，和他实际上的思维模式的关系非常简单、直接和清晰。但同样的测试显示我更应当是视觉艺术家，而我实际上是科学家。为什么？

我认为答案是孤独症。在科热夫尼科夫的文章中，我还发现一个测试，两幅抽象的绘画，第一幅是飞溅的颜色，看上去有动感；

第二幅是几个不同形状的几何图案，感觉是静态的。当我观看动态飞溅的颜色时，我马上联想到我刚看过的书里一幅战斗机的图片。当我观看静态绘画的时候，脑子里马上浮现的是老奶奶在编筐。

当我们在讨论这些测试的时候，理查德问："这些绘画给你带来什么样的感觉？"

"感觉？"

"当你联想到老奶奶在编筐时，你的情感反应是什么？"

我说："没有情感反应，我联想到老奶奶在编筐，因为我认为那幅静态绘画很像老奶奶在编筐。我还联想到我上周在餐馆吃的沙拉，那是我午餐时经常吃的东西。他们在沙拉里放麦片，而不是蒜粒。我看着那幅绘画，脑海中就自动浮现出老奶奶在编筐，以及撒着麦片的沙拉。"

我明白理查德想问什么。其他人可能会和来自童年的深深回忆——他们的母亲编筐的场景——产生情感联系。事实上在科热夫尼科夫的这个研究中，艺术家们使用了各种情感词汇描述绘画，比如，撞击、突破、极端紧张。

我意识到，我可以像视觉艺术家那样处理图像，但我无法产生视觉艺术家那样的感觉。

事实上，我的情感运作更像科学家。当科学家们描述这些绘画的时候，他们首先会想到非情感词汇，比如，方块、污渍、晶体、尖锐的棱角、色板。我不是说科学家和工程师没有感觉，我很肯定大部分科学家和工程师会对他们的妈妈编筐或制作其他物体产生情感联系，但科学家们在看这两幅抽象画的时候，首先看到的是几何形状，是字面的意义，这些字面意义并不意味着能联想到让他们产生情感关联的物体。而艺术家们，首先看到的是艺术象征，既然是艺术象征就必然有情感对应。而我，首先看到的是不在那里的其他图像，具体的图像，在我脑子里调出的图片。

米歇尔·道森说她不认为孤独症大脑的功能有正面或负面的意义，她只关心什么是准确的意义。我像她一样，不会把情感联系到任何具体的物体上，我可以更客观地看待所有物体。虽然我无法把物体放在空间中运作，我无法在空间中解释它们，但我可以设计出运行良好的牛处理工厂，我在设计中不会犯其他设计师们常犯的错误。

汽车安全气囊可以令很多儿童死亡，因为工程师们盲目地认可了一个错误的前提——在事故中，汽车安全气囊是为那些不系安全带的成年人准备的。如果让我观看汽车撞击试验，我就会非常容易地联想到婴儿无法在气囊的撞击中存活。在2011年日本海啸灾难中，福岛核电厂发生事故，因为海潮越过堤坝，不仅淹没了主发电机，还淹没了紧急发电机。那个紧急发电机安在了什么地方？地下室，在核电站的地下室，紧挨着海。在我阅读事故报道时，我可以看到海水淹没电厂，我可以看到紧急发电机消失在水里。（我在给别人提供咨询的时候，经常能在事故发生之前看到危机。）

我的视觉测试结果最终还是反映了我的思维模式，和我实际的思维模式之间的关系也是简单、直接和清晰的，前提是我需要把孤独症看成方程的一个变量：高度的物体图像思维能力加上孤独症类型的科学思维方式，至少在我这个案例中是这样的。

我对自己假设的三种思维模式目前是满意的。那么，下一个问题是，这个假说怎么帮助到孤独症谱系障碍人士呢？

第八章　融入社会

还记得杰克吗？那个上了三节滑雪课后，就比我学三年表现都好的男孩，因为我的小脑比正常值少 20%。不过，你知道我的特长：绘画和设计。

当杰克在进行大量滑雪练习的时候，我在山顶专注于我的工作——我擅长的工作。我做了一辆滑雪拖车。我把松木板锯好、钉好，刷上漆，画上白色的边，还配上了学校的精致徽章。我用一块丑陋的木板，加上我的才能，完成了一件成功的作品，虽然我在运动方面永远也无法获得成功，因为我天生能力缺失。

这是我小时候运用天生优势的例子，那时候我还不知道自己是图像思维者。我知道绘画不仅仅是我能做好的，还是我能做得最好的，而我就这样做了。我利用了自然给予我的天赋，让它发芽开花。

这几年在大众媒体上，先天和后天的关系被赋予了很高的关注度，特别是一万小时法则，让大众很感兴趣。《纽约客》的记者马尔科姆·格拉德威尔（Malcolm Gladwell）并没有发明这个法则，但他在畅销书《异类》①中让大众了解了这个法则。一万小时

---

① 编注：《异类：不一样的成功启示录》（*Outliers: The Story of Success*）中文简体版 2014 年由中信出版社出版。

法则可以追溯到 1993 年的一份科学研究报告，虽然在那篇文章中，作者的称呼是"十年法则"，但无论名称是什么，这个法则告诉我们要想成为任何一个领域的专家，你都需要专心训练至少这么多时间才行。

我不知道这个话题为什么值得大惊小怪，正如有个笑话说的是，"我怎么才能去卡内基大厅①？练习、练习、不断地练习"，而不是"我怎么才能去卡内基大厅？因为你有天赋，你什么都可以不用做"。也许"一万"这个大数给人生的方程带来一个明确的参数，让成功法则听起来很有科学性，比简单地说"练习、练习、再练习"更有说服力。天赋加上一万小时的练习等于成功，天赋加上十年的努力等于成功。当然是这样，我认为很合理。

不过这不是这条法则经常被解释的模式。2006 年《财富》杂志上一篇关于一万小时法则的文章，在互联网上被广泛流传。这篇文章一开始举了沃伦·巴菲特（Warren Buffet）——世界上最富有的人之一——的例子，"巴菲特不久前接受《财富》杂志采访时说，他整合资本的能力是与生俱来的。好吧，但天赋不是这么运用的，你不可能对特定的一项工作产生天赋，因为天赋不会针对任何特定的领域。"（巴菲特，抱歉。）

这里的关键词也许是"特定领域"。巴菲特是天生就注定当CEO 吗？难道他天生就应当成为伯克希尔·哈撒韦这样大公司的

---

① 译注：卡内基大厅（Carnegie Hall），也译作卡内基音乐厅、卡耐基音乐厅。它是由美国钢铁大王兼慈善家安德鲁·卡内基于 1891 年建造，是美国古典音乐与流行音乐界的标志性建筑。能在此演奏的人都是世界上首屈一指的音乐家。

运营者，而不是做一个日间交易者？不是。但他是否天生就具备商业头脑，具有数字处理、危机处理、机会辨别和其他资本天赋从而成为这一代人的投资领袖？我会说，是的。

巴菲特显然投入在他的专业领域超过一万小时（或十年）的时间。他 11 岁买了第一只股票；15 岁和朋友成功做了弹子机生意；高中毕业前，他已经富到可以买下一家农场。

这不是一个人对商业产生兴趣，然后花了一万个小时训练获得职业成功的故事，而是一个人天生就适合从事商业活动的职业故事。你完全可以说有人天生就具备商业头脑，你甚至可以说有人就是为商业运作而生的。

如果我们把重点放在"练习、练习、再练习"，而不是首先关注天赋是什么，那么《财富》杂志推崇的盲目执行一万小时法则的态度很有可能对自然天赋造成损害。

不过还有更糟的，我看到有些引用一万小时法则的励志文章把天赋完全排除在成功方程之外。

Squidoo 是个全球性的社交网站，像维基百科那样允许用户对大众流行话题撰写简短的介绍。上面对一万小时法则的介绍是："如果你想要成为一个领域的专家，无论是艺术、体育或商业，你都能做到。和大众流行的看法相反，天赋不总会带给你成功，你付出的时间和努力才是关键，也就是说任何人都能做到。"

不对，不是任何人都能做到。让我们回到《异类》一书中比尔·盖茨的例子。在 20 世纪 60 年代末期，比尔·盖茨还在上高中，他接触到了一家软件开发公司生产的电脑终端，他的数学老师允许他不上课去编写程序。计算机代码成为让比尔·盖茨着迷的事情，一万小时之后，嗯，你已经知道发生了什么。

现在让我告诉你这个故事的另一面。在 20 世纪 60 年代末期，我正在富兰克林·皮尔斯学院上大学。我接触到了让比尔·盖茨着迷的一模一样的电脑终端，真的是一模一样的机器。我们学校的计算机终端连接到新罕布什尔大学的计算机主机。我的上机时间是无限的，想怎么折腾都行，而且是免费的。你要相信我非常想尽量花所有的时间在计算机上，我喜欢那些事情，我喜欢学习新技术。这个计算机叫"Rax"，每次我打开机器，屏幕上都会显示一条信息："Rax 向你问好，请登录。"我非常渴望登录。

而这就是我做的所有事情，也是我能做的所有事情。

我没希望成为比尔·盖茨，因为我的大脑没有被设置成可以编写代码的样子，即使有人手把手教我我也学不会。如果有人对我说，花一万小时的上机时间，你就能成为成功的程序员，因为每个人都能成为成功的程序员，我肯定认为这个人疯了。

所以我的公式是：

$$天赋 + 一万小时的练习 = 成功$$

或者写成：

$$先天 + 后天 = 成功$$

而 Squidoo 网站说：

$$一万小时的练习 = 成功$$

或者写成：

$$后天 = 成功$$

坦白地说，Squidoo 网站上对一万小时法则的解释看上去非常可笑，就像《财富》杂志分析巴菲特的成功和天赋无关，Squidoo

网站的解释对人类天赋是不公平的，而且对人们如何认识天赋造成了巨大的误解，提高了人们对不现实的目标的期望值。我认为这个世界的所有辛勤工作都必须建立在大脑特征的基础上，无论是优势还是缺陷（比如我的小脑比普通人小20%）。

神经解剖学不能算命，遗传学也不能。这些领域的科研成果无法定义你将会成为什么人，但的确可以定义你可能成为什么人，定义你能够成为什么人。所以在这一章我想做的是，关注孤独症大脑在哪些特定领域可能存在优势，以及我们如何现实地帮助孤独症大脑做到最好。

大脑的可塑性，也就是你的大脑可以在整个人生过程中建立新的连接，不仅仅在儿童时期，这是一个非常新的想法。像其他关于大脑的新想法一样，我们在神经影像学上的认识才刚刚开始。直到20世纪90年代末期，科学家们还倾向于认为大脑的结构在本质上会保持不变，只是随着时间会慢慢衰老。动摇这个观点的是一个引人注目的研究，研究对象是2000年伦敦的出租车司机。为了获得营业执照，伦敦的出租车司机们必须知道城市的每个角落，以及如何最快地到达那里。特别是，他们需要知道从伦敦市中心放射出去的2.5万条街道的名字和位置，通常这是一项需要2~4年训练才能完成的任务。想获得出租车司机执照的人还需要花几个月的时间通过一系列的考试。考试中还包括一对一的面试，考官说出起始地和目的地，申请者描述路程的每一步。

这项研究由英国神经科学家埃莉诺·马圭尔（Eleanor Maguire）主持，他们用MRI扫描了16位有营业执照的伦敦出租车司机的海马。海马的功能是记忆和空间定位，其中存在三种类型的细胞，帮助我们导航：位置细胞（place cell），用来识别路标；头 – 方向细胞（head-direction cell），用来告诉我们走的是哪条路；网格细胞（grid cell），用来告诉我们所处的位置和要去的地方的关系。马圭尔发现司机们用来掌管导航的海马比对照组大，更进一步的研究表明，司机工作的时间越长，海马越大。

那些离开工作岗位的司机会如何？在后续的研究中，马圭尔发现他们的海马缩小回正常值。

马圭尔说："大脑的行为和肌肉类似，人们使用大脑的某区域越多，那个区域就越会发展。"

不过如果你不用大脑的某些区域，那些区域也不一定就会萎缩。神经科学家们十分好奇一个发生在印度的案例：29 岁的男士 SK 天生几乎看不到，SK 的眼睛是无晶体眼，他的眼球中天生就没有透镜。他的视力是 20/900，也就是说普通人在距离目标 274 米处看到的景象和他在距离目标 6 米处看到的一样。对于 SK 来说，这个世界非常朦胧。在他 29 岁时，医生给他配了副眼镜，他的视力提高到 20/120，但医生不知道他是否可以理解他看到的东西，比如，他可以看到黑色和白色的块状物，但如果黑块和白块不动，他分辨不出那是一头牛。最初，他的视觉识别能力很差，仅仅能识别出一些基本的二维物体，其他物体就都识别不出来了。

佩戴眼镜一段时间后，他的视觉识别能力也没有提高，这种现象不奇怪。根据神经学理论，大脑在发展视觉识别能力上有一个机会窗口期，如果错过这个窗口期（窗口期出现在年龄很小的时候），这个"窗口"就被永远关闭了。

但是在佩戴眼镜 18 个月之后，SK 开始分辨出更多复杂的物体。他可以看到颜色和亮度的差别，以前这对他来说是不可能的，现在一头牛不需要动他也能分辨了。

他能看到了。

这 18 个月中改变的不是他的视力，而是他大脑处理视觉信号的能力，他的视力还是 20/120，现在有一种新的方法可以解释这个现象了，他的大脑需要时间适应新的信息。

因为 SK 的案例，研究人员们不得不抛弃原来很多关于大脑视觉发展的想法，并且开始关注如何帮助 8 岁以上的盲童，之前 8 岁是放弃改善视觉能力的节点。他们要应用神经影像技术看看 SK 的案例能揭示什么。正如一位神经科学家惊叹的："人可以学习使用他们现有的视力。"

大脑的休眠区不仅可以重新被启动，做它们原本就应当做的事情，这些区域也可能被重新目标化，做它们原本不做的事情。

马萨诸塞州眼耳疗养医院的研究人员发展出一种方法，用来研究先天盲人的大脑活动。这像是个电子游戏，玩家需要在建筑物之间寻找钻石，不过不是通过图像寻找，而是通过声音。

玩家通过三维立体声分辨他们在什么地方，潜在的危险是什么。身边有脚步的回声，遇到门就有敲门声，如果撞到虚拟家具会发出"砰"的一声，离钻石越来越近会发出越来越大的丁零声。

游戏的建筑迷宫是参照实验室旁边的办公楼，被试都没有去过。不过当他们完成游戏去参观办公楼时，这些盲人马上就知道这是游戏的场景。类似的实验在智利圣地亚哥也进行过，盲童组的反应也是如此，但对照组进入游戏对应的大楼时，没有人意识到他们刚才玩的游戏中的场地就是这座建筑。

多年来，科学家们利用 PET 和 fMRI 技术，以及 MRI 技术研究先天盲人的视皮质。他们发现，虽然这些人的视皮质从来没有接受过视觉信息的刺激，也仍然被使用。这个区域被重新利用去完成可以弥补视觉的任务，比如用盲文读写、定位声音、身体触觉交流等。

马萨诸塞州的研究人员还发现先天盲人在玩游戏的时候，建立决策时使用的是他们的视皮质，而对照组决策的时候使用的是海马，大脑的记忆中心。

我高中的室友是盲人女孩，我见证了她身上一些类似的惊人能力。我叫她"拐杖大师"。她不想让导盲犬带着走路，想学习自己导航，而且她真的做到了。只要在新环境里走上一次，她就不会忘了怎么走。我们宿舍外面是一个繁忙的交叉路口，她和视觉正常的人一样能分辨出什么时候过马路。现在我试图回想她是如何做到的，可以理解一些她行为的内在机理。在某种程度上，她的确可以说是能看到外部环境的，虽然她不使用图像，但她的视皮质利用其他信息刺激允许她建立起一个生动的、可知的、可导航的世界。

大脑一个区域的改变也可能明显影响另一个区域的改变。我帮助过一个有阅读障碍的研究生克服视觉问题，就是用佩戴偏光眼镜的方法。这个方法很有效，她的视力改善了，并且逐渐使用越来越轻的偏光眼镜直到最终不需要眼镜。矫正她视力的过程还帮助她矫正了其他问题，你可能认为那毫无关系——她书写的整齐度也提高了。仿佛突然地，她发现在纸上表达更容易、更清晰。

我不知道自己的大脑在这么多年来改变了什么，不过我知道随着我职业的变化，我的能力也在变化，有超过十年我不再绘图，部分是由于工业界的变化，传真机使得精细的建筑蓝图变得没用了。客户会对我说："哦，拿传真机传过来就好了。"然后他们就用传真件当图纸。我失去了画一张精美图纸的积极性。不过同时我的职业重心也发生了改变，开始很忙碌地在各地巡回演讲。很多人告诉我，我的演讲风格越来越自然，这是长时间努力的结果。我知道我必须训练自己不像原来那样说话刻板，而这种训练新技巧的过程，肯定重新构建了大脑。

这一代的孩子在一个重要方面是幸运的，他们是使用平板电脑的一代，通过触摸屏可以创造任何事情的一代。我之前已经讨论过，对我来说，屏幕键盘比实体键盘方便，不需要在看键盘和看结果之间频繁切换目光。不过平板电脑对于孤独症谱系障碍人士来说还有其他的好处。

第一，相比以前专门给特殊儿童设计的键盘交流设备来说，这是很酷的电子设备。人们不会因为你使用平板电脑而对你另眼相看，因为普通人也喜欢随时带着平板电脑。

第二，平板电脑比笔记本电脑更便宜，甚至比以前在孤独症特殊教室中经常使用的个人交流设备要便宜。

第三，平板电脑上的应用程序数不胜数。相比那些只有几项功能的交流设备，平板电脑能带你进入有无限机会的教育世界。当然你也需要小心，我见过视觉上看上去非常酷的应用程序，这个应用程序利用的是苏斯博士 ① 故事中的人物，不过使用过程就

① 译注：苏斯博士（Dr. Seuss）是二十世纪卓越的儿童文学家、教育学家。

不专业了。如果你点击一个球的图片，平板电脑会说"球"，但如果你点击一辆自行车的图片，平板电脑说的是"玩"，如果你点击一堵墙的图片，它说"房子"。这些词汇没有一致性，为什么不直接说：自行车和墙。不过也有一些应用程序的设计非常合理，对于帮助无口语的孩子交流有很大价值。

在这个时代，你可以利用网络获得全部教育。大量的网页内容和其他高技术工具的出现，给人们提供了惊人的机会。而教育网站的名称和目标无疑还会一直变化，目前我所知有一些非常符合孤独症大脑的教育辅助内容：

• 免费网络视频课程。可汗学院（Khan Academy）等网站提供成百上千的免费教育视频及交互式教程，有几十种科目。如果你是模式思维者，想学习怎么编程，可以在动画编程目录下浏览；如果你是图像思维者，这里有上百的艺术历史视频，包括历史演变、地理特色、艺术家个人生平和作品介绍。

• 大学在线公开课。Coursera 提供来自 80 多所大学的免费课程，这些课程还会随时被更新。如果你的孩子喜欢科学，喜欢关于宇宙的问题，他很幸运，杜克大学的一位教授在教9 周的天文学课程，每周有 3 个小时的视频内容。如果你是语言—事实思维者，想要创作自己的诗歌，你可以选修来自宾夕法尼亚大学的为期 10 周的"现代和当代美国诗歌"课程，和大师们接触。Udacity 是另一个免费课程网站，重点在计算机方面。

• 直接访问各大学官网。我刚搜索了"斯坦福"和"免费课程"，他们 2013 年秋季推出大概 16 门课供选择，包括密码学和创造力速成。在 2012 年，哈佛大学、麻省理工学院和加利福尼亚大学伯克利分校建立了一个非营利的合作免费课程平台，称为 edX。

• 三维绘画工具，很多是免费的，可以下载，从简单的到复杂的。我个人最喜欢的是 Sketchup。

• 三维打印机。软件是免费的，像 Sketchup，打印机的价格也一直在下降。在我写这句话的时候，三维打印机的价格还不便宜，大概 2500 美元可以买一台低端的，不过设计模型也足够用了。以目前科技进步的速度，可能在我写完这句话的时候，价格就已经降到 2400 美元了。

在面对孤独症的时候，我不是建议我们应当忽略在改善缺陷方面的工作，不过正如我们看到的，如果过于关注问题方面的训练，人们会自然而然忽略优势方面的训练。就在昨天，我和一个孤独症特殊学校的教导主任聊天，她提到学校正努力把学生们的特长和社区工作实习与就业机会联系到一起。不过当我问她如何辨别特长时，她马上开始描述如何帮助学生们克服社交问题。如果专家级的教师都无法停止关注问题，并思考如何发挥优势，那么我们如何能期望每天都和孤独症孩子接触的父母们会有什么不同的想法呢？

当 10 岁的孩子向我做自我介绍时，如果他们只会说"我的阿斯伯格综合征""我的孤独症"时，我就非常担心。我更希望听到的是"我的科学项目""我看的历史书""我长大了想做什么"。我想听到他们谈论兴趣、特长和希望。我希望他们和我小时候一样，在教育上获得同样的机会和挑战。

在和他们父母交谈的时候，我也感受到对儿童特长的忽略。我会问："你孩子喜欢什么？你孩子擅长什么？"这时候很多父母的面孔是迷茫的，喜欢？擅长？我的孩子？

这种情况下我有一个常规提问流程：你孩子最喜欢的课是什么？他有什么爱好？他有什么作品——艺术作品、手工作品，任何作品，可以给我看看吗？有时候需要花一些时间，父母才意识到他们的孩子的确有某方面的天赋或兴趣。有两位父母最近对我说，他们很担心，因为儿子不可能继承家族生意——一个牧场。那么他以后能干什么呢？从小到大他熟悉的环境只有这个牧场。是啊，这个牧场可能是他目前唯一熟悉的环境。不过这个孩子有口语，也有一定的能力，我们需要了解这个世界中还有什么会让他感兴趣。15分钟之后，这对父母终于说出他们的儿子喜欢钓鱼。

我说："也许他会成为钓鱼导游呢。"

我几乎都能看到他们脑袋上亮起的灯泡了。他们至少会开始重新思考这个问题，不仅仅关注如何包容孩子的缺陷，更要开始关注他的兴趣、能力和优势。

对我来说，孤独症永远是第二位的。我的主要自我定位是畜牧业专家、教授、科学家、专业咨询人员。为了保持这份自我认知，我经常要离开孤独症圈子，把日程上的一部分时间留给我的专业，比如6月份，是给养牛业的时间；1月份的一开始，还是给养牛业的时间。在这段时间内，我不安排任何孤独症领域的演讲。虽然孤独症的确是我的一部分，但我不会允许用孤独症定义我。

对于在硅谷的那些未被诊断的阿斯伯格人士，这条也同样成立。孤独症谱系障碍这个概念并不会定义他们是什么人，他们的工作才定义了他们（所以我会称他们为快乐的"阿斯伯格们"）。

当然还有一些人不会有这样的机会，他们的障碍过于严重，他们需要长期看护，无论我们如何努力都不能改变他们的困境。

但那些有能力就业的谱系内的人呢？还有那些虽然不能自立，但可以过更有意义的生活的人呢？如果我们能够辨识和培养他们的特长，我们就能利用大脑的可塑性，让他们做一些更有建设性的事情。

当然，我们要一步一步来，第一个问题是：我们如何辨识特长？

一个方法是我在上一章讨论过的三种思维模式：图像思维、模式思维和语言—事实思维。我们可以利用这些模型，在提高孤独症谱系障碍人士的教育和职业机会方面做出根本的改变。

教育

我在硅谷演讲的时候，遇到的很多人肯定是属于孤独症谱系的。当我在全国旅行，在各地学校演讲的时候，我也看到类似的孩子们，但他们不可能到硅谷工作。为什么？因为他们的学校试图统一对待这些孩子，好像他们都是一样的。

把谱系内的孩子和其他孩子放在一个教室里，用同样的方式对待他们是个错误。对于小学生来说，特殊孩子和普通孩子在同一个环境中学习对建立社交有好处，而老师可以给不同的孩子布置不同程度的功课。但如果学校一直同等对待所有孩子，你猜猜会怎样？那些与众不同的孩子会显得非常突出，在教室里会被边缘化。一旦这种情况发生，不用多久，这个学生就会因为过于边缘化被送入特殊班或者特殊教育学校，因为这样对他最合适。突然间，这个高功能的孩子就会发现他和一些无口语的孤独症孩子在一起读书。

如果你读过我写的其他书，或者看过关于我生平的电影——《自闭历程》（*Temple Grandin*），那么你会知道卡洛克（Carlock）先生是我的贵人。他是我的高中科学老师，他在很多方面改变了我的生活。他发现了我的特长——机械和工程，而且帮助我探索这些领域。他组织了一个火箭模型俱乐部，我非常喜欢，在他的引导下，我对所有电子实验产生兴趣。

但在一个关键的方面，他的思想可能阻碍了我的发展。

当卡洛克先生看到我无法做代数题时，他加倍努力地教我，但我根本就无法做任何题。他无法理解我的大脑就是没有办法处理抽象概念，那种符号化求解 X 的题。卡洛克先生不是那种会轻易放弃学生的老师，我肯定他认为让我努力学习是在帮助我。不过他其实更应当做的是承认我这方面的局限性，让我有更多时间发挥其他方面的特长。比如，我在工程方面的天赋很明显，工程题目不那么抽象，非常具体，是关于形状、角度、几何学的。

但不幸的是，标准的高中大纲要求代数在几何之前学，而几何在三角之前学，三角之后是微积分，必须是这个顺序，虽然你根本不需要代数知识就可以学习几何。像很多其他教育者一样，卡洛克先生严格遵守教学大纲的要求，没有意识到自己的固执。

每当我在大众演讲中讲到这个故事，我会问其他人是否有相同的经历。每次都有四五只手举起来。如果一个 14 岁的孤独症少年因为代数过于抽象而无法学会，你不能说你必须要学会，你需要让他改上几何课。如果有个孩子既学不会代数、几何，也学不会其他任何高中数学课程，你不能说："你必须学会数学，否则你无法学其他课。"你应当做的是，让他在实验室里自由探索。如果一个孩子无法写好字，那么你可以让他学打字。如果一个孩子像我一样发明了拥抱机，你不能告诉他要像其他孩子一样，然后毁掉他的机器，你应当说："那个孩子与众不同，这是事实。"教育者的工作就是去问："这个孩子是什么类型的？"我不是说要忽略孩子的缺陷，而是要承认有些事实无法改变。

还有一天，我从一个妈妈那里听到她女儿无法忍受学校餐厅的噪声，所以校长让她在教师餐厅吃饭。这个妈妈非常生气，因为校长隔离了她的女儿。不过我告诉她，这是处理她女儿问题的最佳方法。这位校长足够敏感，可以认识到她女儿可以忍受什么，不可以忍受什么，然后寻找有创造性的解决办法包容她的缺陷。

不过如果你真的希望孩子将来能够融入社会，那么你必须不仅仅期待社会能够包容他们的缺陷，你还要想办法发掘他们的优势。

怎么做？怎么识别孩子的优势？还是依据我的假说，三种思维模式：图像、模式和语言—事实。

我最近和一位家长谈起他上四年级的孩子，这个孩子非常有艺术天赋，不过学校不鼓励他在艺术上花太多时间，因为过于沉迷绘画是"不正常"的行为。他是个图像思维者，我想，他做事必须要符合他大脑的特点，在这方面下功夫。不要试图让他进入他无法理解的领域，或者更糟的是，让他成为他无法成为的人。家长需要做的应当是，鼓励他的艺术天赋，但同时要拓宽他的艺术作品范围。如果他所有的时间都在画赛车，那么让他也画上赛道，然后可以让他画赛道边上的街道和建筑。如果他能够完成，他其实已经克服了他的弱点：对一样事物的痴迷；同时拓展了他的优势：从画简单事物，比如赛车，到画出和其他复杂社会环境的关系。

除非孩子是真正的神童或患有学者综合征，否则家长在孩子2岁的时候还看不出来他的思维模式是什么。以我的经验，一直到2~4年级的时候，孩子才会表现出是偏向于什么类型的思维模式：图像、模式或语言—事实。

图像思维模式的孩子喜欢动手的活动，他们喜欢搭建乐高积木、绘画，或者做饭、做木工、缝纫。他们可能不会在代数或其他形式的数学上表现优异，不过这没有关系。家长可以把数学和他们擅长的动手活动结合起来。如果孩子非常喜欢做饭，家长则可以在做饭时教分数，半杯这个，四分之一杯那个。如果孩子喜欢折纸，家长则可以在折纸中教几何形状。如果在建造桥梁模型，进行破坏力测试的时候让我学习三角函数，我会更容易理解。尝试不同长度的跨度，使用不同的角度，实验用多大的力会把模型桥破坏（混凝土不过是纸板的升级版）。

不幸的是，今天的教育体系让这些孩子无法成功。在学校里很少出现动手的课程，让那些孩子天生的想象力无处发挥。我最近在一所加工厂看到一个展示机器人，用来做一些困难而危险的工作。我问谁给这个机器人编程，他们说是 5 个中国人和印度人。我问，为什么不用美国人？我被告知，因为我们的教育体系不让年轻的头脑专注于电子工程和计算机工程领域。

这让我感觉现在的教育体系被语言—事实思维者们控制着。我知道经济可能困难，资金可能不够，但我们在讨论下一代的未来，甚至更多代人的未来。

像图像思维者一样，模式思维者也喜欢乐高积木和其他建造玩具，不过用不同的方式探索。图像思维者想构建和他们大脑想象一致的物体，而模式思维者琢磨不同的物件如何连接在一起。

我很难理解物理题的文字部分，我无法从语言描述中搞清怎么把问题组织起来，因为条件太多让我的工作记忆负担太大。但是如果我需要现在回答一个物理问题，我知道怎么做。我会找五本教科书，找一个家教，画一个表格，辨识出哪些类型的问题需要用哪些公式，最终获得解题模式。

不过模式思维者会比我解起题来更容易，他们更容易发现模式，他们在数学和音乐上表现良好，他们能在功能背后看到形式。

很多模式思维者喜欢音乐，虽然不是所有。他们可能会发现阅读是个挑战，但是他们会比同班同学在代数方面领先很多，也可能还包括几何和三角。对于学校来说，很重要的一点是让他们用自己的速度学习数学，如果他们在数学方面有能力跳两级，就让他们学。雅各布·巴尼特（Jacob Barnett）是居住在印第安纳州波利斯郊区的初中生，有孤独症，他在普通班的数学课中感觉无聊，开始厌倦数学，最终学校让他自学，给他一大摞高中数学教科书，他用两周时间都学完了，12岁得以进入大学。

对学校来说，另一个重要的原则是让数学特长生们用他们自己的方式学数学，如果他们不需要草稿纸，只用心算，那就不必要求他们把脑子里想的东西写下来，就让他们的大脑去运作（当然你要保证他们没有作弊，让他们在没有电子设备的空教室里考试可以保证这点）。

语言—事实思维模式的孩子很容易被分辨出，因为他们会自己告诉你。他们记得一部电影的所有台词，他们记得棒球比赛的所有统计数据，他们会冷静地背出所有伊比利亚半岛的重要历史时刻，他们的数学成绩可能处于中等，他们可能对乐高积木不感兴趣，他们不怎么喜欢绘画。事实上，让他们在艺术课上专注还需要花点力气。

鼓励这些孩子学习和世界相处的途径是让他们写作。给他们布置额外的作业，让他们把文章发表在互联网上。在我的经验中，这些孩子可能拥有偏激的观点，所以还要保证他们上网的安全性。当然对任何孩子来说，都要监督他们安全上网。

就业

在美国，每年大概有5万名被诊断为孤独症谱系障碍的孩子年满18岁。这个时候再考虑成人问题就太晚了。我经常告诉家长，他们需要在孤独症孩子11~12岁的时候就开始考虑就业问题。随着孩子年龄的增长，这个问题要一直在思考范围中。没有人需要给出最终结论，但父母应当开始考虑各种可能性，这样他们才有时间帮助孩子做好准备。

我以前说过，不过我认为怎么说都是不够的，父母和照顾者需要把孩子带入真实世界。如果孩子不广泛接触事物，父母就不知道他到底对什么感兴趣。这个观点看上去非常直观，但我经常会遇到阿斯伯格综合征或高功能孤独症的孩子，他们从高中或大学毕业，没有任何工作技能。父母让他们按照非常有规律的日程表生活，从来没有变化，不提供任何新的体验。我如果当年不去我姨妈家的农场，就不知道自己会对牛感兴趣。高中的实验心理学课程中有大量的视觉错觉实验，让我对心理学和牛的行为产生兴趣。这个世界充满了新奇和让生活改变的东西，孩子们如果不了解，就不会接受（甚至那些有严重问题的孤独症孩子都需要尽量多地了解世界，可以参照第四章的缓解感觉问题的技巧）。

当然，孤独症谱系障碍孩子不是必须要到另一个州的姨妈家的农场才能产生灵感，在家附近干活也一样可以。孩子不能仅仅在家里，而是要在家附近，从家里走出去，对其他人交代的任务负起责任，而且要依照其他人的日程行动，不是自己的。因为这就是现实世界的工作模式。

遛狗、在食品分发站做志愿者、铲雪、割草、卖贺卡。当我13岁的时候，妈妈安排我每周用两个下午的时间去一个裁缝店做缝纫劳动。我喜欢自己是有用的感觉，也喜欢挣钱。这是我第一次通过打工挣钱，我买了一件时髦的上衣，带有条纹的套头衫（不幸的是，后来这件套头衫被妈妈在洗衣房"搞丢"了）。我读高中的时候，暑假会去姨妈家的农场干活，虽然每个人都听烦了我翻来覆去的话题，但他们都喜欢我做的马缰绳。

痴迷兴趣可以成为巨大的动力。一个有创造力的老师或家长可以把痴迷兴趣转化成和职业相关的技能。孩子如果喜欢火车，那就阅读关于火车的书籍，计算关于火车的算术题。我的科学老师利用我对拥抱机的痴迷让我对科学产生了兴趣。他告诉我，如果我想说服其他人重压可以带来舒服的感觉，我就必须学会如何阅读科学文章，如何用实验证明自己的观点。

当然不是所有的痴迷兴趣都有同等价值。我看到有的孩子过于痴迷电子游戏，你无法让他们对其他任何事情产生兴趣，虽然我知道有个家长为了培养孩子的艺术能力，鼓励他画电子游戏中的人物。不过就算你无法把电子游戏转变成学习机会，至少可以限制游戏时间，比如一天一小时（当然即使能转化，把开发游戏作为职业相关技能，还需要花上一万个小时的训练时间）。

总之我想说的是，家长需要时刻以开放的心态关注一切可能的机会，不要害怕突破常规。有一天在超市，我看到一本关于鸡的杂志。我就开始站着看，读了一篇有关怎么在你家后院养鸡的文章。我想，这就是家长的一个机会。你可以买一些小鸡，孩子马上就有了一个工作，或者至少有机会学习生活中需要的工作能力。你们可以一起阅读有关养鸡的文章，可以学习怎么照顾小鸡，喂养它们，清洁鸡舍。孩子们还可以学着做生意，收集鸡蛋，卖给邻居们。

当然，如果你能发现符合孩子思维模式的机会是最理想的，可以最终让他们准备好进入工作岗位，做他们能做得最好的事情。更理想的是，你让孩子准备好的就业方向，不仅仅是有建设性的职业，而且是给他们自己带来能量和快乐的职业（可以参考本章后的附加说明）。

例如，语言—事实思维者在写作方面更擅长，他们可以为教堂写新闻，可以开办社区博客，还可以给地方报纸写文章。一个社区总需要一个人报道这周到底有多少流浪狗被收养。

不幸的是，现在不少对语言—事实思维者来说理想的工作正在消失，文件整理、编辑记录、办事员，这些工作越来越多地被计算机代替。那么，我们的对策是让计算机成为语言—事实思维者的朋友，他们中间很多人会建立起用互联网搜索和整理结果的能力。

语言—事实思维者如果能学会基本的商业社交能力将会非常有帮助。他们不怕讲话，不过他们要学习什么时候讲，以及怎么讲，通过让他们多接触外部世界，或者利用大量案例教会他们，或者在工作实习中训练。比如电话销售，就是一个对他们来说很好的工作。凯纳医生的第一个病人唐纳德·崔普利特（Donald Triplett）后来成为银行出纳绝不是偶然的。

图像思维者可以创作艺术作品来销售。最近在一次演讲结束后，我遇到一个十几岁的女孩，她的特长是设计珠宝。我喜欢珠宝，我可以客观地说她非常有设计天赋，她的作品很吸引人。我告诉她可以在网上销售，然后我告诉她妈妈如何制定一个合理的价格，比如劳务费是 20 美元 1 小时，加上材料费，这样一个手链卖 125 美元我认为是非常有竞争力的。

一个模式思维者如果在数学能力上非常突出，可以学习计算机编程或者给邻居孩子当家教。模式思维者如果擅长音乐，可以在乐队演出或者加入合唱团，技术上来说这不是一个挣钱的工作，但需要与他人合作，以及对时间的规划能力，这和职业能力是相通的。

简单来说，如果我们能教会孤独症孩子有责任心，任何工作都是会帮助他们长大成人、顺利就业的工作。

当然，工作技能只是融入社会的一部分，孤独症谱系障碍人士还需要一定的社交技能，这些课程也应当从小学习。学会说礼貌用语"请"和"谢谢"满足最基本的生活需要；学会怎么等待轮换，桌面游戏和棋牌游戏是很好的练习平台；还要学会餐桌礼仪，在商场和饭店保持合适的行为，守时等。

我经常重复这句话：要让这些孩子大量接触社会。有一次我遇到一个妈妈，她说她女儿已经成年，但从来不去买菜。她女儿算是高功能，可以自己开车。如果她不去商店，那她怎么培养独立能力，怎么最终自己生活呢？这位妈妈的收入很低，所以我告诉她训练这个不需要额外花什么钱。我说："一个家庭总需要买菜，下次就让你女儿去买，给她购物清单，给她钱或者信用卡，开车把她送到超市门口，你可以在停车场等着。"

我妈妈经常让我去做我不想做的社交活动。我记得我第一次去木材厂买材料的时候非常紧张，都不敢和工作人员说话。不过妈妈非常坚持，所以我就去了。虽然回家我就哭了，不过我买到了木头，获得了新的社交能力。下一次我去木材厂的时候，紧张感会减少，信心大增。

这些能力都是社交基本能力，每个要进入工作岗位的人都需要学习。在基本能力之上，孤独症谱系障碍人士还需要根据自己的情况，掌握进一步的社交能力。

　　我记得我上学的时候，有两位同学如果在今天肯定会被诊断为阿斯伯格综合征。目前他们中的一位获得心理学博士，是很好的心理医生；另一位在零售业工作，是商店的优秀员工，因为他知道店里所有产品的特征，能满足顾客的需要。在肉类加工厂，我也和很多已经成功就业的孤独症谱系障碍人士合作过，他们是没有标签的"阿斯伯格们"。在我参观的一个工厂里，没有标签的"阿斯伯格们"从来不去食堂，他们在院子里的野餐桌吃午餐。我还参观过一个养鱼场的实验室，发现那里的所有设备都是用建材商店能买到的材料搭建的，比如水过滤器是用窗纱制成的。这个实验室非常有创意，所以我当然要问这些发明的背后是什么样的人。结果正好是一个无标签的阿斯伯格小伙子在维护，他将全面接手管理这个实验室。

　　所有这些人都幸运地找到了工作，在他们的特长可以开花结果的领域。其中一些人，像养鱼场实验室的管理员，是"走后门"进来的，不过至少他知道进来之后需要做什么。

　　我不能肯定这在今天是否还行得通。我和大量的阿斯伯格年轻人讨论过为什么他们被开除，他们的症状不比我的同学严重，不比那些午餐在外面吃的人严重，不比那个养鱼场实验室管理员严重，也不比其他我接触过的能保持工作几十年的孤独症谱系障碍人士严重。也许这在今天是一个普遍现象，我猜测，更年轻的一代人不知道如何保持良好的行为规范。从 1980 年孤独症正式进入 DSM 诊断，那时起被正式诊断的一批人，面临的情况是家庭和机构都过于关注他们的标签，而不是像普通孩子一样被严格要求，学习就业所需要的社交礼仪和能力。我不想像个老古板一样经常说过去的黄金年代比现在好多少，不过当我问这些人为什么被开除时，我发现他们不知道一些简单的社会规则，比如守时，或者会做出愚蠢的事情，而这些事情我在 9 岁的时候就知道是不能做的。

下面是我的一些个人建议——如何准备好进入工作岗位。

不要找借口

一个高中生向我抱怨他搞砸了英文课的成绩，因为有学习障碍，然后他提到自己哲学课的成绩很好。我说："等等，写英文报告和写哲学报告需要的技巧是一样的，不要告诉我你的学习障碍仅仅在英文课上出现。"他坚持他是对的。我接着施压，最终他说他对英文课不感兴趣，喜欢哲学。

首先，"不感兴趣"不应当成为你不努力完成你必须完成的任务的借口，你需要比在你喜欢的任务上花更多的时间和精力。而"有学习障碍"是个更糟的借口，如果这不是事实的话。

与他人和谐相处

我认识一位女性，经常和人吵架，无论是公交车司机还是邮局办事员，和任何人，每一天。当然她不认为这是她的错，她认为其他人都不讲理。当她向我诉说的时候，我会想，你怎么可能每天和不同的公交车司机吵架呢，大部分人每天根本都不会和公交车司机说话。我也听到很多孤独症谱系障碍人士抱怨："我和老板对工作职责有不同的看法。"我告诉他们，他是老板，他才是定义工作职责的人。

我也经历过对现实社会从不理解到理解的阶段。大学期间，我暑假在医院实习，参加一个针对孤独症和其他障碍儿童的服务项目，我的老板对待一个孩子的方式让我很不喜欢。我不记得到底是什么方式，不过我记得我越级向心理科的领导打了小报告，而不是直接管理我们项目的领导。我的领导没有开除我，不过他让我知道他非常生气。他告诉我医院的层级关系是什么。我在儿童服务部门工作，我如果有任何不满，应当首先向他汇报。他是对的，我以后再也没犯过这类错误。

和他人和谐相处，不仅仅是要尽量避免矛盾，还包括学习如何让他人感觉愉快。当我完成了好的绘画作品，妈妈都会郑重地给作品加上画框，让我感觉得到了真正的认可，以此提高我做事的动机。我还被允许在成人音乐会上独唱，我非常激动，我知道这是个特殊待遇，因为我表现良好。当观众鼓掌欢呼的时候，我感觉极为骄傲。高中的时候，我给很多团体画过标识（Logo）。在给一个理发店画宣传画的时候，我学到需要设计出顾客喜欢的样式。这些经验都对我后来的设计工作有帮助，我希望能做出让客户满意的东西。

管理情绪

你要怎么做？你要学会哭！这怎么学？你要允许自己哭（如果你处于允许你哭的环境下，那你就去做）。你不能在公众场合哭，你也不能在你同伴面前哭，当然你难过到必须选择是打人、扔东西还是哭的时候，那么还是选择哭吧。当一对父母告诉我他们青春期的儿子在受到挫折的时候会哭，我说："很好。"爱哭的年轻人可以去互联网公司上班，但砸计算机的年轻人就不行。我曾经在一个科学会议上，看到美国宇航局的一位科学家发现他做了很多年的一个项目被取消了。他大概 65 岁，你知道吗，他在哭。我想，也不错。这可以说明他快退休了还热爱他的工作。

从神经科学的角度来看，情绪管理依赖前额叶皮质从上而下的控制。如果你这方面有缺陷，很难控制情绪，你需要学习如何转移你的情绪。如果你想保持工作，你必须学习如何把愤怒转化为烦躁。我在一本杂志的文章上看到乔布斯在烦躁的时候会哭。他可能语言上会对员工刻薄，但从我知道的信息来看，他没有向他们扔东西，也没有打他们。

这些教训是我上高中的时候学到的。我和一个欺负我的同学打架，然后被取消了两周的骑马资格。那是我最后一次打架。当我刚进入职场时，我有很多时间处于愤怒中，不过我知道不能够表现出来。我会到牛圈里找个角落躲起来哭一场，然后面无表情地出来，没人知道我刚刚做了什么。或者我会躲到楼梯下面，在停车场中自己的车里，甚至在配电室，因为配电室的门上总是标着"闲人免进"。不过我不会躲到卫生间，因为那里进进出出的人太多了。

行为规范

我 8 岁的时候就学到称呼一个人"肥猪"是不合适的。我这些年遇到过大量就业不顺利的成年高功能孤独症和阿斯伯格综合征人士，他们被开除是因为对同事或客户说了粗鲁的话。如果你已经成年，还不知道什么行为是粗鲁的，不知道在公共场合如何管理行为，你需要马上开始学习。

一个人告诉我，他的治疗师建议社交要从如何打招呼开始练习，我告诉他这个建议还不够具体。我建议他把每周的采购任务分解，每天都去超市一趟，甚至只是去买一罐汤，然后就有机会和收银员进行简短的对话。

出售你的作品，而不是你自己

你如果能避免常规的面试流程，最好避免。人事部门的员工几乎都是社会人，他们把团队能力和擅于相处看得非常重要，所以他们很可能认为孤独症谱系障碍人士不是最佳人选。他们也可能无法绕过孤独症人士社交意识缺乏的问题，看到孤独症人士背后潜在的工作能力。一个可行的策略是你直接去向工作部门的主管要求工作的机会，比如工程部门、绘图设计部门等。

人们对我的第一印象都是很古怪，不过我的绘图和完成项目的照片都给他们留下了深刻的印象。在我推销我的设计服务时，我还要确保使用吸引人的夹子和文档。在办公电子化的今天，不需要前期太多的社交互动就可以展示你的作品，或者竞争一个岗位。如果你已经和未来的老板建立了联系，你可以把作品附加在电子邮件中（如果你还没有，就不要这样做，不会有人打开陌生人的邮件附件的）。你还可以在智能手机上存储作品，因为你不知道什么时候就会遇到想看的人。一个语言思维者可以把文章作品结集成册，一个图像思维者可以把艺术和手工作品收集起来，甚至一个数学狂都可以展示代码作品或音乐录音，这些在今天都是可以随身携带的。

寻求贵人帮助

我在刚上高中的时候，是个没动机的学生，很少学习，因为我看不到学习的意义。直到卡洛克先生启发我把成为科学家当作目标。我和大量成功的孤独症谱系障碍人士交谈过，无论被诊断的还是没被诊断的，他们说成功的条件仅仅是获得父母或教师的引导、启发和鼓励。阿斯伯格综合征或高功能孤独症年轻人也许自己无法摸到计算机专业的门槛，但只要有人帮助他们开始关注，让他们开始学习编程，就有可能激发出他们这方面的特长并使他们获得就业机会。

如果孤独症孩子有幸接受了能辨识和发展他们特长的教育，而且他们长大之后能进入承认他们独特能力和技术的工作岗位，这不仅仅对他们自己是最好的结果，而且你知道吗，这对社会也是最好的结果。

另外，你不仅要让这些有独特思维模式的人做他们最擅长做的事情，你还要让他们学习和其他思维模式者合作，一起做出最好的事情。

当我回忆起我曾经参与过的合作项目，我可以看到不同思维模式的人如何一起工作，得到一个 1+1 > 2 的结果。我曾经和一位非谱系学生一起做项目，他的特长正好弥补了我的不足。布里奇特（Bridget）是个统计天才，非常有条理，很擅于收集数据和记录，是一个我能够信任的能把实验做对的人。我们一起合作的一个实验是观察牛在挤压滑道的兴奋度与它们体重增加的关系。我们雇用了两位观察者，对牛的行为用 1～4 评分，1 说明平静，4 说明疯狂。一天布里奇特对我说："格兰丁博士，我感觉我们的结果没用。"我听过他的分析后在脑子里把实验过程过了一遍，不同的观察者在用不同的标准判断什么是疯狂行为。布里奇特和我发现其中一个观察者给 4 分的比例非常高。我可以设计实验，我可以用图像思维看到实验的进行过程，但我需要像布里奇特那样的模式思维者分析统计数据、整理实验记录、发现异常模式。

在牛处理厂的建造过程中，模式思维者——那些认证工程师们并不设计蓝图，而是由图像思维者——那些绘图纸的人设计。只有当设计人员完成打包和屠宰车间的平面图后，工程师们才开始工作：计算房顶受力，加工混凝土，计算钢筋间距。在工厂中有一个车间是不需要设计师，特别是像我这样的设计师绘图的：冷藏车间。因为在那里工作需要太多专业知识，太多数学和抽象的工程内容，我完全搞不懂。我所知道的是遇到冷藏车间的问题，赶紧回避。

我想到电影《自闭历程》的导演米克·杰克逊（Mick Jackson）。如果你看过他以前导的电影，"斯蒂夫·马汀（Steve Martin）喜剧系列"或《洛杉矶故事》（*L.A.Story*），你会发现他的电影没有明确的结构。因为米克是一个图像思维者，不是一个模式思维者。在他导演关于我的电影的时候，他知道他的特长是什么，他需要什么帮助，所以每次米克想要改变剧本某处的时候，他都要咨询一个编剧——克里斯托弗·蒙格（Christopher Monger）。这位显然是个语言思维者，不过也是个模式思维者，他可以告诉我们每一处小的改动会对整体结构带来什么影响。我认为正是这三种思维模式的结合使得这部电影获得了成功。

在前一章，我提到一旦我了解了什么是模式思维，我在生活中就能随处看到，而三种思维模式的合作也是如此。它不仅仅出现在我自己的工作中，而是在我看到的所有地方。

看乔布斯的采访，我注意到这么一句话："我喜欢皮克斯的原因，是它和LaserWriter（苹果的第一台激光打印机）一模一样。"为什么？为什么当代最成功的动画工作室和1985年的一项技术会一模一样？

他解释说，当他看到LaserWriter打印出的第一张纸的时候，他想，这个盒子里装满了奇妙的技术。他知道这些技术是什么，他知道为了开发这个产品都需要做什么工作，他知道这个产品的创意是什么，不过他也知道大众不在意盒子里面到底是什么，只关心输入的产品——那些他精心选择的美丽字体，是他创建的苹果公司美学体系的一部分。这也是他在皮克斯动画工作室应用的策略：你可以使用最新的计算机软件完成任何新的动画技术，但大众只关心屏幕上的东西。

很明显他的策略是成功的。虽然他没有使用图像思维或模式思维这些名词，但这就是他想说明的。在1985年的那个时刻，他意识到需要模式思维者们建造盒子里的奇妙工程，也需要图像思维者确保盒子输入美丽的产品。

在看那个采访之前，我还无法意识到iPod、iPad和iPhone的独特之处，现在我理解了苹果公司犯错的原因在于他们没有平衡好各种思维关系。iPhone 4那个臭名昭著的天线问题，就出在太关注艺术，而在工程方面考虑不够。

再看看谷歌的哲学，我向你保证，谷歌公司里肯定都是模式思维者，直到今天，他们的产品都倾向于工程，而不是艺术。

　　这些例子告诉我，在社会活动中这三种思维模式很自然地会相互补充，哪怕没有人意识到，大家也会把三种思维结合起来获得最佳效果。不过如果我们意识到了，如果我们自觉去思考如何搭配才能获得最大利益，如果我们可以说，哦，这是我的特长，这是我的弱项，我能为你做什么，你能为我做什么，那效果会更好。

　　理查德和我合作开始写这本书的时候，我们很快就认识到我们可以成为很好的合作者。虽然我们大脑的连线方式存在差异，我们发展出的想法不同，但我们合作得很好。这让我们开始思考，为什么我们能够合作愉快。理查德是个模式和语言思维者，我是个图像思维者，我们都意识到我们可以互补，我们能够把自己的能力发挥到极致，否则这本书就不可能完成。

　　我经常对理查德说："你是负责建构的人。"意思是你的特长是组织这本书的结构，而我的弱项是这个。当我回头看我20年前写的文章，我很不好意思那些文章的结构非常随意。概念和概念之间没有逻辑，只是随便堆积在一起，我写的时候想起什么就写什么。这些年来我在建构方面有进步，但我知道自己不可能做得像理查德那样好。当他告诉我我们反复讨论的一个概念应当放在第六章时，我说行。

　　这种配合运作得不错，哪怕我没有孤独症，我们都是一个好的团队，因为我们的思维模式互补。不过事实是，我有孤独症，我的特长来自我的孤独症大脑：快速的联想，长时记忆能力，关注细节。

　　让我们把同样的原理应用到人才市场上。如果人们可以有意识地识别思维模式的优点和弱点，招聘者就可以有目的地去寻找需要的思维方式。如果这样做了，那么他们也许会意识到有时候最合适的那种思维方式只来自孤独症大脑。

我们讨论过孤独症大脑在识别细节方面比普通大脑强，如果我们不把这种大脑连线看成是一种错误连接的副产品，而是简单看成一种连线产品——第六章我们写过米歇尔·道森的观点，那么我们就可以开始去发掘，在某些条件下孤独症大脑会提供哪些可能的益处。如果我们认为先看到树木而不是森林在某些条件下是思维特长，就能够更好地识别具有这些特长的思维者。我们也会问这些能力在什么领域会发挥作用，如果我们意识到飞机场安检员工需要在屏幕上快速分辨细节，我们就可能为孤独症谱系障碍人士找到一份工作。

如果我们的教育体系能够以独特的大脑和思维特征为基础，开发孤独症谱系障碍人士的潜力的话，就为社会准备了更多有能力参加工作的孤独症谱系障碍年轻人和成人，而不是让社会把他们仅仅作为慈善活动的援助目标，或者福利的发放对象。他们会真正体现价值，成为社会力量中必不可少的一部分。

一些企业家已经开始在这方面做出创造性飞跃。位于芝加哥郊区高地公园的阿斯匹泰克（Aspiritech）公司和位于丹麦哥本哈根的专家（Specialisterne）公司，都雇用有高功能孤独症和阿斯伯格综合征的成年人测试软件。他们的大脑结构能够忍受大量重复，擅于密切关注和记忆细节，正是这项工作要求的能力。阿斯匹泰克公司创始人的儿子14岁时被诊断为阿斯伯格综合征，他成年后在超市装过货，但被开除了，当他开始做软件测试之后，干得得心应手。

2007 年，沃尔格林连锁药店在南卡罗来纳州的安德森开办了一家物流中心，雇用了残疾人，也包括孤独症谱系障碍人士，占总员工的 40%。这个想法来自公司副总裁兰迪·里维斯（Randy Lewis），他的儿子患有孤独症。感谢触摸屏和灵活的工作台，残疾雇员们得以和普通人在一起工作。当公司发现这个物流中心的效率比其他中心高 20% 时，就把这个雇佣方案在 2009 年扩展到了俄亥俄州辛辛那提市的另一个物流中心。

当然你不需要等待你附近的大企业的觉醒来改变雇佣方案，家长们可以带着自己的孤独症孩子去当地的商店和餐馆，和店主或经理交谈，看他们是否有适合孩子能力的岗位。如果一扇门关掉，那就去推另一扇门，一直推下去。

这个建议来自萨维诺·努乔·德阿尔真托（Savino Nuccio D'Argento），他在芝加哥郊区的哈伍德海茨（Harwood Heights）合伙经营一家意大利餐厅。努乔的儿子有孤独症，通过和孤独症组织芝加哥日间治疗学校①建立关系，努乔定期雇用孤独症谱系障碍成年人参加培训。他还为学龄孩子举办训练项目，让他们学习如何吸尘、布置餐桌，以及装满盐瓶和胡椒瓶，这些进入成人世界的最基本任务的执行能力。

努乔说："对很多普通人来说，他们会说，哦，我不喜欢这项

---

① 译注：芝加哥日间治疗学校（Easter Seals Therapeutic Day School）创办于 1919 年。为了帮助学校筹资，人们设计了带有独有贴纸的信封，用于捐赠人在复活节期间购买，学校因此在 20 世纪 50 年代被命名为"Easter Seals"。目前这一传统仍在保持。

枯燥的工作。不过对孤独症人士来说，他们喜欢做，因为每天的流程都是一样的。"

事实上，他遇到的问题都不是来自孤独症雇员和学员。他说，反而是那些"正常"雇员特别抗拒这一变化。

"我的其他雇员需要很长时间才能接受这个改变。直到现在还有人会说：'哦，太糟了，我还得面对这个。'这让我感觉很伤心，一开始我不相信我的雇员会这么想。不过你得带着他们跨越这一关，让他们知道这不是问题。"他说，对其他员工来说，也许头几周很困难，"我能理解为什么，你得面对一些你必须重复要求他们一次又一次的人。"最终他的员工都适应了，特别是，一旦他们明白了，"虽然我们在帮助这些人，不过他们最终也在帮助我们，因为他们工作得非常好"。

如果需要，芝加哥日间治疗学校会把参加完培训的人安排到其他有薪水的工作岗位。有一个受训者在芝加哥日间治疗学校接电话，另一个在农产品商店一周工作40小时。努乔希望自己目前14岁的儿子有一天能达到同样有希望的快乐结果，那样他也就快乐了。就像兰迪·里维斯——沃尔格林药店的副总裁告诉NBC记者的，他的雇佣改革灵感来自困扰很多残疾孩子家长多年的问题：如果我去世了，我的孩子怎么办？在安德森物流中心工作的一位阿斯伯格成年人的妈妈说："我再也没有这个担心了。"

那些有幸敲开职业大门的孤独症谱系被雇用者的感受是什么？我最近注意到这样一个激动人心的案例。

在2009年秋天，高功能孤独症人士约翰·芬伯格（John Fienberg）在纽约市一家广告公司找到一份临时工作——当数字图书馆管理员，这对约翰这种语言思维者来说非常合适。这份工作原本只持续一周，但因为约翰的独特能力——准确、快速，有意愿完成普通人感觉无聊的重复工作，他成为公司不可缺少的员工，他继续在公司工作了6个月，直到公司最终任命他为正式员工。目前他在公司负责归档，立案，管理产品照片、广告客户、股票图像等内容。

他在邮件中写道："我天生非常善于处理细节，归档文件对我来说很容易。"他只用邮件交流这点就暴露了他的社交能力。当我们和他用邮件交流时（理查德从朋友那里听到这个人的故事），他说他愿意接受采访，但强烈希望不是通过电话。他还说，面对面交谈也是个问题，他会滔滔不绝地说话，让对方厌烦。

约翰写道："我的老板理解我的问题，尽力和我相处，我也努力工作回报他。虽然有时候他的要求我不太理解，不过我会努力搞明白。我和其他同事几乎不用面对面来往，只通过电话或邮件交流。不过，我知道他们都真的喜欢我，而且感谢我的贡献。上个月的工作会议上，有人还表扬了我。"

约翰，29岁，刚刚订婚。他和未婚妻计划离开纽约住到一个生活成本相对较低的地区。不过不用担心，无论他是否能在新地方找到合适的工作，他说："我的雇主说愿意留住我，让我永远可以远程工作。"

从几十年前，医生告诉孤独症孩子的家长这个情况没有希望，唯一的人道选择是终身被监禁在精神病机构，我们已经走过了一条曲折而漫长的路。

当然，我们还有更长的路要走。如果忽略和误解已经成为社会信仰体系的一部分，总是很难去改变。例如，当 2010 年电影《社交网络》（*Social Network*）上映之后，《纽约时报》的专栏作家大卫·布鲁克斯（David Brooks）评论屏幕上"脸书"的创始人马克·扎克伯格（Mark Zuckerberg）时说："他不是一个坏人，他只是家教不好。"在对一个电影人物谈家教之前，为什么他没有意识到这类人的大脑本质上有缺陷，无法处理大多数人能够轻易明白的面部和行为线索，并且发现自己最大的满足感不是在形成纷乱的人际关系中，而是在敲代码的逻辑中。

当一件事来自大脑，人们倾向于认为这是有希望改变的，因为思维是你能控制的，只要你更努力，或者使用更好的训练方法。我希望，关于孤独症大脑和基因的新发现会改变大众的态度。

我们看到，这些新发现已经影响到了研究方向，让科学家们怀疑传统的寻找产生原因和治愈方法的策略。这也已经影响到了疗育方向，把重点从单单放在处理问题上，拓宽到了承认和发现特长。

回忆 60 年前的孤独症领域，我的孤独症大脑让我妈妈产生极大焦虑，让医生产生好奇心，给我的保姆和老师带来挑战，我知道无论当时或者现在，试图想象 60 年之后我们会处在什么位置是件很傻的事情。不过我坚信无论我们对孤独症的看法是什么，最终我们都需要考虑到每个孤独症大脑的差异，每个 DNA 链的差异，每个具体特征，每个具体特长，以及也许是最重要的：我们每一个具体的人，都是不一样的。

附加说明

图像思维者可能从事的职业

- 建筑师和工程制图师
- 摄影师
- 动物训练师
- 图像艺术家
- 珠宝和手工艺设计师
- 网页设计师
- 兽医技师
- 汽车修理工
- 机械维修技师
- 电脑修理师
- 剧场灯光指导
- 工业自动化设计师
- 园林景观设计师
- 生物老师
- 卫星图像分析师
- 水管工
- 暖通技师
- 复印机修理技师
- 音响和电视设备技师
- 电焊工
- 车间工程师

- 放射科技师
- 医疗设备维修技师
- 工业设计师
- 计算机动画制作人员

语言—事实思维者可能从事的职业

- 记者
- 翻译
- 专业销售人员（商店里只推销一类产品的销售员）
- 图书馆管理员
- 股票和基金分析师
- 技术编辑
- 会计师
- 预算分析师
- 财务管理人员
- 特殊教育老师
- 书籍检索人员
- 语言治疗师
- 库存管理专家
- 法律文书研究人员
- 汽车销售的合同专家
- 历史学家
- 技术作家
- 银行出纳员

- 导游
- 信息咨询员

模式思维者可能从事的职业

- 计算机程序员
- 工程师
- 物理学家
- 音乐家/作曲家
- 统计学家
- 数学老师
- 化学家
- 电子技师
- 音乐老师
- 科学研究人员
- 数据挖掘分析人员
- 股票和金融投资分析师
- 精算师
- 电工

附录　AQ 问卷①

　　剑桥大学孤独症研究中心的心理学家西蒙·巴伦－科恩和他的同事们设计了孤独症谱系商数问卷，用来测量成年人的孤独症特征表现。在应用此测试的第一个临床实验中，对照组的平均得分是 16.4，被诊断为孤独症或其他相关障碍组中，有 80% 的人得分在 32 以上。这个测试不能用来作为诊断标准。因为很多得分在 32 以上，并且满足轻微孤独症或阿斯伯格综合征的诊断标准的人报告说，他们在日常生活中功能没有问题。

	非常同意	稍有同意	稍有不同意	非常不同意
1. 我喜欢和他人合作，不喜欢独自做事。				
2. 我喜欢用重复的方法一遍又一遍做事。				

　　① 编注：关注微信公众号"华夏特教"，即可在"知识平台"版块获取 AQ 问卷的电子版文件，以及各章参考文献的电子版文件。

续表

	非常同意	稍有同意	稍有 不同意	非常 不同意
3. 如果我试图想象什么，我发现很容易在脑海中形成图像。				
4. 我经常强烈地被一件事情吸引，以至于忘了其他事情。				
5. 我经常注意到其他人听不到的微小声音。				
6. 我经常注意到车牌或类似的信息符号。				
7. 其他人经常提醒我说话不礼貌，虽然我认为自己已经很礼貌了。				
8. 当我读一个故事的时候，我很容易想象出书里人物的面貌。				
9. 我很着迷于日期。				
10. 在一个社交团体中，我能轻易地关注到不同人的对话。				
11. 我发现社交场景很容易应对。				

续表

	非常同意	稍有同意	稍有不同意	非常不同意
12. 我倾向于注意到其他人注意不到的细节。				
13. 相比聚会，我更喜欢去图书馆。				
14. 我发现写故事很容易。				
15. 我发现自己更喜欢的是人而不是物。				
16. 我有非常强烈的兴趣爱好，如果没法去做，就会很生气。				
17. 我喜欢社交闲聊。				
18. 当我说话的时候，其他人很容易误解我的意思。				
19. 我很着迷于数字。				
20. 当我读故事的时候，我发现了解人物的意图非常困难。				

续表

	非常同意	稍有同意	稍有不同意	非常不同意
21. 我不喜欢读小说。				
22. 我发现交新朋友很困难。				
23. 我任何时候都能发现事物中的模式。				
24. 相比博物馆，我更喜欢去剧院。				
25. 如果日常规律被打乱，我不会生气。				
26. 我经常不知道如何维持对话。				
27. 我发现当其他人和我说话的时候，我很容易发现他们话中隐含的意义。				
28. 我经常给予整体图像更多的关注，而不是小的细节。				
29. 我很难记住电话号码。				

	非常同意	稍有同意	稍有 不同意	非常 不同意
30. 面对一个场景或一个人，我很难注意到任何小的变化。				
31. 我知道如何发现听我说话的那个人感觉无聊了。				
32. 我发现同时做不只一件事情很容易。				
33. 当我打电话的时候，我不知道什么时候轮到我讲话了。				
34. 我喜欢同时做几件事情。				
35. 我通常是最后一个明白笑话笑点的人。				
36. 我发现通过一个人的面孔，很容易察觉到对方的想法和感受。				
37. 如果被干扰了，我能很快回到原来做的事情上。				
38. 我很擅长社交闲聊。				

续表

	非常同意	稍有同意	稍有不同意	非常不同意
39. 人们经常告诉我，我在重复做同样的事情。				
40. 我小时候很喜欢假装和其他孩子在一起玩游戏。				
41. 我喜欢收集某一类事物的信息，比如汽车类型、鸟的种类，以及不同型号的火车和飞机等。				
42. 我发现想象自己是其他人非常困难。				
43. 我喜欢仔细计划我要参加的任何活动。				
44. 我喜欢社交场合。				
45. 我发现察觉他人的意图非常困难。				
46. 新的场合让我焦虑。				
47. 我喜欢见新的人。				

续表

	非常同意	稍有同意	稍有不同意	非常不同意
48. 我是个很有外交手腕的人。				
49. 我很难记住其他人的生日。				
50. 我发现和其他孩子一起玩假扮游戏很容易。				

©Simon Baron-Cohen

计分方式：

在问题 2、4、5、6、7、9、12、13、16、18、19、20、21、22、23、26、33、35、39、41、42、43、45、46 中回答"非常同意"或"稍有同意"的计1 分；

在问题 1、3、8、10、11、14、15、17、24、25、27、28、29、30、31、32、34、36、37、38、40、44、47、48、49、50 中回答"非常不同意"或"稍有不同意"的计 1 分。

路漫漫其修远

（代译后记）

孤独症领域走过了 70 多年，如天宝所说，目前正处在一个最混乱的时代。知识在增长，社会关注在增长，困惑也随之增长，其中感觉最迷茫的是孤独症谱系障碍孩子的家长们。眼看着孩子一天天长大，他的未来是什么？我的大儿子今天满 16 岁，在普通孩子的家长准备成人礼的日子里，我也很想选一样标志着成年的礼物，但今天距离他真正独立的日子又是那么遥远。

家长们每天被各种困难包围，也被各种信息冲击，其中不乏夸大或编造效果的商业信息，没有被充分解读的科研信息，难以被复制的个体成功经验，碎片化的小道消息等。面对困惑，家长们很想抓住一根救命稻草，或者抛开困惑，只关注当下细节，不烦恼明天如何。值得庆幸的是，孤独症领域近年来出版的书籍当中，出现了越来越多直面这些困惑的思考，来自天宝，还有其他谱系障碍成年人，以及家长、行业专家、记者和作家。可以说，今天还没有谁，没有什么方法可以带领大家走出这片混乱，不过这些思考者们迈出了第一步。他们通过梳理孤独症领域过去的发展，系统了解科技的进步和不足，坦诚说出自己的观点和设想，寄希望于能够启发全社会一起面对这些困惑，一起思考和行动，分担处于第一线的家长和老师们的压力。

孤独症到底是什么，我们无法用几句话下一个定义。从遗传学角度，病因源于成百上千的基因和环境因素，但没有一项特定因素覆盖超过 1% 的孤独症人群，每个个体都是不同的。随着大脑影像学技术的发展，我们可以更清晰地看到孤独症大脑的异常结构，但人类还远不具备改造大脑结构和功能的能力。在孤独症的大量特征中，没有被研究的内容还很多，比如感觉体系的研究还基本是空白。

　　天宝在这本书里记录了孤独症诊断标准的演变，带我们去观察科研人员如何利用越来越先进的技术对她的大脑进行研究。她浏览了大量前沿资料，访问了很多人，她认为我们正在步入孤独症历史发展的第三个阶段，而用第三阶段的思维方式看待每一位孤独症个体，和用第二阶段的思维方式是不同的。当我们换个角度重新审视孤独症谱系障碍人士的时候，我们会跳出以往的一些模式化判断，在教育和就业方面也会产生新的观点。我认为这是天宝在这本书中最有价值的思考。

　　第三阶段的思维方式具体指什么，我想天宝并没有给出一个明确的定义。我们刚刚从混乱中迈出了第一步，所有的思考和探索都应当是开放式的。在翻译天宝的这本书时，我被启发而思考；在阅读天宝的这本书时，你也会被启发而思考。如果全社会有越来越多的人去关心和思考孤独症，就会有越来越多有价值的信息在流动。有越来越多的智慧汇集在一起，才会有孤独症谱系障碍孩子不再迷茫的明天。

　　谨以此文祝亲爱的儿子 16 岁生日快乐！

燕原

2015 年 9 月 29 日

多样化的孤独症大脑

（再版译后记）

大都上个月完成了驾校的驾驶课程，我开始带他在真实路况中练习。特斯拉新版本的人工智能（AI）自动驾驶软件——FSD v12 会让车在保证安全的前提下，时而抢道，时而探头探脑的，并且会与周围车辆的行动保持一致，像是一个老司机在开车。而大都的驾车行为，以我的观察，更像是特斯拉 FSD 的前一个版本，由 30 万行代码描述出的开车模式，虽然守规则，但不丝滑，愣头愣脑的，而且反应速度比较慢。

新手司机开车经常出错，比如该减速的时候加速，该左转的时候犹豫。经过大量练习，新手司机的开车行为会越来越接近老司机。但大都不是这样的，他的驾驶技术逐步熟练之后，依然会反应慢。他的大脑无法快速分析复杂的路面信息，并及时做出准确的判断。这导致他在慢速行驶时，还算安全，高速行驶时，就让人提心吊胆了。

让车辆丝滑地与周围环境互动，也是一种简单的社交行为。普通人依赖社交本能，把周围车辆的行为拟人化，全面观察环境，并通过顺畅的大脑神经元连接，快速调整开车行为。对熟练的司机来说，开车是出于一种专业直觉，决策快速准确、大脑耗能少。对神经发育正常人群来说，社交行为也是出于类似的专业直觉。

但孤独症谱系障碍人士因为天生缺失部分社交本能，加上大脑神经元的长程连接部分受阻，缺乏社交方面的专业直觉。在开车的时候，他们也会表现出障碍。

相比开车，人与人之间的社交行为，涉及的因素更多，对话回合时间更短。AI 在社交领域，正在快速接近普通人的表现，包括观察环境和人的面部表情，分析人的情绪，结合上下文和动作理解对话中隐藏的意义等。GPT-4 在心理理论测试中，已经能够接近普通人的分数。OpenAI 即将推出的新产品 GPT-4o 的语音模式，也越发人性化了，表达情感很到位。

相比几十万行程序，AI 表现得更像人。让 AI 越来越像人的过程，能否给孤独症谱系障碍的干预研究一些启示？我们希望有，但即使有，这之间也存在很大的差异。

训练 AI 的第一步，是编写类似大脑神经元网络的深度学习算法，再把海量数据输入这些算法中，计算出各数据单元之间的关系，并用大量参数表达。这些参数进一步优化对齐人类的行为和逻辑，最终形成一个由几亿，甚至超过万亿参数构成的语言大模型或多媒态大模型。通过计算人类历史上产生的大量语言数据，以及物理世界的图像关系，大模型能够模仿人类的预测能力。AI 在社交对话中，会预测出最符合人类预期的下一句话的语句和情感表达；在视频生成中，会预测出和物理世界最相符的下一帧图像；在自动驾驶中，根据环境图像，会预测出最符合人类驾驶习惯的下一步行动。

人的后天教育过程，要比 AI 的预测过程复杂和缓慢得多，人每天接触的数据量也少得多。人类大脑经过生物体漫长的演化过程，是生物界最复杂的器官。决定大脑结构的海量参数储存在

DNA 中，就像训练过的 AI 大模型。不同个体的 DNA 存在些许差异，这就使得大脑结构本质上是多样化的。孤独症谱系障碍人士的 DNA，可能有多达几百个变异基因，决定了其大脑在发育过程中，形成不同于普通人的结构。

人在出生后，通过和环境互动，大脑会进一步被塑形和优化，并在 25 岁左右发育成熟。如果大脑的某些功能先天缺失，想要依赖后天训练康复，这是一个很难预测结果的漫长过程。比如，在训练孤独症谱系障碍孩子的社交能力时，我们需要反复讲解某个场景下的逻辑关系，并让孩子进行大量的泛化练习。但下次在类似环境下，孩子也不一定能做出期待的行为。

我们眼看着 AI 的进化速度越来越快，越来越像普通人。虽然目前由海量大数据训练出的 AI 大模型，在数理逻辑、复杂决策、大胆创新、科研、管理和育人等方面，还比不上各领域的专业人士，并不算是真正意义上的 AI，但也足够有能力辅助人类完成大量基础工作，显著提高生产力。AI 还有能力参与社交互动，充当客服或导游等角色，同时满足一部分人的陪伴需求，带来情绪价值。

普通人在未来几年，可能会面临工作被 AI 替代的压力。如果大批人永久性失去工作，人生意义也将被重塑。工作意义在未来，可能会小于家庭意义、兴趣意义和参与社会救助的意义。同时，教育过程也将面临翻天覆地的变革。相比迎合工作要求的教育，如何发挥人类个体不同于 AI 的特征，鼓励兴趣和个性发展，做对社会有意义的事情，应当是未来教育的重点。

对于孤独症谱系障碍人士来说，花费大量时间学习神经发育正常人群的社交行为，可能不再重要。因为也许将来人们可以借助 AI 眼镜或其他可佩戴硬件，让 AI 帮助我们实时分析社交环境，给出最佳的社交建议。

教育目标应回归天性自由发展，无论是神经发育正常人群或孤独症谱系人群，由于大脑本质上的多样性，教育规划也应当是个体化的。每个人应根据自身的特点和环境，找到自己感兴趣且有意义的学习方向。

天宝对于大脑研究前沿的好奇心，是我非常佩服的。这本书科普了孤独症谱系障碍人士基因和大脑研究方面的最新进展。不过这个领域的发展很缓慢，特别是孤独症谱系大脑方向，现有的研究案例还不足以让我们全面理解孤独症大脑结构上的具体差异。但教育变革不等人，我们应该思考如何根据目前很有限的对大脑的认知，设计出有利于孤独症大脑发育的新模式。我大胆在没有完整科学依据的情况下，凭借经验和逻辑推理，给出一些假设和建议，抛砖引玉，供读者们进一步思考。

1. 社会融合

神经发育正常人群构成社会互动的主体，定义了社交规范。神经发育正常儿童，借由天生的社交本能和后天大量的社交活动，在八岁左右就发育完成主要的社交能力，和孤独症谱系儿童形成鲜明的对比。

孤独症谱系障碍人士可以通过学习社交思维，练习社交行为，尝试融入主流社交活动。这个过程是漫长而曲折的，孤独症谱系障碍人士在社交上永远不可能形成专业直觉，而且非常消耗大脑能量。他们在社交过程中产生的压力与紧张还会带来心理挫折感，积累负面情绪，影响心理健康和精神健康。如果在不远的将来，孤独症谱系障碍人士能借助 AI 实时分析环境，获得社交建议，他们就会更好地理解社交互动，做出更适当的社交行为，充分融入社会。

社会融合，是所有人群的融合，特别要包括社交弱势群体在内。AI 不仅可以帮助不同语言的人交流，也可以给视障人群提供环境信息，给听障人群提供声音转文字服务，给孤独症谱系人群解释社交含义，提供行为指导。有了 AI 的陪伴，弱势群体在社会融合过程中会少些挫折感。

AI 可以促进知识学习的个性化。社交融合作为学校的另一个主要功能，也可以得到加强。比如依据兴趣组成的项目团队，在 AI 助手的协调下，可以更好地接纳各类型残障儿童。而神经发育正常儿童也能在多元化的学习环境中，收获更多。

多元化的社交融合，可以推动新的社交规范的产生。社交规则不再是由神经发育正常人群作为主体定义，而是通过所有人群共同协商确定。

2. 大脑统合

除了缺乏一定的社交本能，孤独症大脑的另一个普遍特征是由于脑白质过多，大脑神经元的长程连接部分受阻。孤独症大脑可能在某些局域脑区功能上表现良好，但在需要长程连接和全脑统合的能力上，表现出缺失。这个特征称作弱中央统合能力。

科学家们对大脑的各个功能区已经有一定程度的了解，但对于大脑神经元之间的长程连接，还知之甚少。语言能力涉及大脑枕叶的视觉分辨区与大脑颞叶的听觉辨识和语言理解区，以及前额叶的语言逻辑功能区的合作。谱系人士在语言方面的部分能力缺失，很可能与这几个脑区之间的连接不通畅有关。

先天缺失的本能很难通过后天训练弥补，但我认为大脑的中央统合能力是有可能在青少年阶段得到改善的。改善弱中央统合能力的一大契机在于 25 岁之前的前额叶发育，以及相应的神经元修剪机制。

我们目前不知道在个体发育中，大脑结构具体是怎么变化的。但在孤独症谱系障碍干预领域，有两个时间段，部分孩子会表现出明显的进步。一个是在早期干预阶段，另一个是在青春期。对于早期干预阶段的研究比较多，也随之发展出了一套科学的干预手段，在这里就不讨论了。对于青春期的研究很少，但的确有些孩子，在自律能力、计划能力、管理时间 / 任务 / 情绪方面，有显著提高。这些能力，都对应着前额叶的发育。前额叶发育良好，也会推动神经元修剪机制去除多余的神经元，使得脑区之间的长程连接更通畅。弱中央统合能力就有可能得到改善。

社交能力，除了需要社交本能，也需要快统合能力。快统合能力的提高，也有利于社交能力的进步。

根据诺贝尔经济奖得主丹尼尔·卡尼曼所著的《思考：快与慢》一书，人类大脑在功能上可以分为两个系统：系统一和系统二。系统一快速思考、依赖本能、感性冲动。系统二思考更慢、依赖逻辑、有计划性。两个系统在大脑中会争夺控制权。以前额叶为主导的大脑统合能力，属于系统二，也可以被看作理性脑。

在前额叶快速发育的青少年阶段，大脑具备一定的可塑性。多做利于前额叶发育的日常活动，比如充足的睡眠、适当的体育运动、健康的饮食、良好的心情、能带来愉悦感的社交，都是有助益的。另外，我想强调的是，多做需要长时间专注和思考的活动，比如阅读和写作、复杂的手工创作、复杂的表演等，相比只带来即时快乐感的游戏和短视频，以及重复记忆型的练习题，对于前额叶发育有更好的促进作用。

大都从四年级开始在家读书。他是天生有专注力的孩子，养成阅读习惯不难。但大部分儿童和青少年都容易被即时快乐和奖励吸引，只想获得当下的情感满足，很难保持长时间的专注思考。随着近些年游戏和短视频的冲击，培养儿童的日常阅读和写作习惯越发困难。大多数家长都很难在家庭环境中，安静地读上一个小时书，何况好动的孩子们。

持之以恒地鼓励需要长时间专注和思考的理性活动，限制带来短暂情绪价值的感性活动，有利于让理性脑压制感性脑，利于前额叶的发育和系统二发挥统合功能。对于神经发育正常人群来说，在强大的系统一和较弱的系统二的管理下，也能生活得很好。但对于中央统合能力本就需要加强的谱系人群来说，我认为适当压制感性脑的活动，是值得考虑的措施。

还没有研究显示每天多长时间的理性脑活动搭配多长时间的感性脑活动是最佳干预手段，因为我们对于前额叶发育和神经元修剪机制的了解太少，所以也不知道这样的干预措施，会让多大比例的孤独症谱系孩子表现出明显进步。但这一措施应当会促进青春期孩子的进步。发育良好的前额叶和变强的中央统合能力，会带来良好的自律能力和情绪管理能力，以及良好的计划能力和执行能力，甚至提高需要中央统合能力的语言能力和社交能力，让谱系人士受益终生。

3. 特殊兴趣和天赋

弱中央统合的孤独症大脑，有很大可能暴露出一些"超能力"。

一部分脑损伤人群，会突然患上学者综合征。比如意外受伤的大脑，可能在语言能力方面受损，但这样的人突然有了极强的记忆天赋。孤独症人士也可能因为其大脑的某些结构受损，展现出超强的记忆力、音乐天赋或绘画天赋。天宝的视觉神经区域就特别发达，而且和逻辑区域有关联，使得她从机械图纸上，就能想象出机器运作时的状态，快速发现图纸的问题。

在高智商谱系人群中，还可能存在具备数学天赋和逻辑天赋的人才。这些人在学校可能会偏科，但在专业领域内表现出极强的兴趣和能力，最终成为专家。

在教育过程中，每个孩子的特长和兴趣都值得花精力去培养，哪怕不是为了就业。特殊兴趣可以推动专注力的发展，带来良好的心情。相同兴趣的孩子们在学校可以一起组队做项目，增进社会融合。不同兴趣的孩子们可以相互观摩启发，刺激出对新兴趣的好奇心。在 AI 忙于日常劳动的时候，人类凭借特长和兴趣，可以找到新的人生意义和社会意义。

4. 人类和 AI 共存的多元化社会

想象一下十年后的世界。在部分国家，每个人都会利用 AI 处理日常事务。如果 AI 可以弥补社会弱势群体欠缺的能力，包括目前被诊断为障碍的功能缺失，将会大大减轻他们的生活压力。重度孤独症谱系障碍人士，可以在 AI 机器人的全天候照顾下，过上更舒适的生活，并且减轻家人和照顾者的劳动强度。中度和轻度孤独症谱系障碍人士，可以获得更细致的生活辅导，并更有效地参与社交活动。

相比 AI 机器人的模块化，人类个体的独特性，将被珍惜。回顾生物体的演化过程，为什么可能存在变异缺陷的现代人类 DNA，最终能存下来。一个重要原因是，不够多元化的物种，包括某些原始人类族群，在严酷的自然环境下，很容易遇到一场让全种族灭绝的灾难，而多元化的种族才能保证总有一部分人存活。

曾经，工业化浪潮和资本的诱惑，让人类社会价值观越发单一，教育之路也越走越窄。AI 机器人即将接过繁重的劳动工作，把人类解放出来，回归生物界的选择初衷，回归自由天性。人类本质上就是多样的和丰富的，因为存在变异，才会存在大胆的创新能力。由于大脑有所谓的"缺陷"，人才会产生天赋。这样的人类族群，才是最能够推动文明发展的自然选择的结果。

燕原

2024 年 6 月